JN050308

パンデミックを終わりにするための

新しい自由論

村中璃子
Riko Muranaka

文藝春秋

パンデミックを終わりにするための

新しい自由論

難民列車に乗って——はじめに

パンデミック宣言から丸二年が経った二〇二二年三月十一日、わたしはドイツの首都ベルリンに向かう、ひどく混雑した列車に揺られていた。

ヨーロッパの二等列車は指定席と自由席の車輛に分かれていない。座っていきたい人はあらかじめ料金を払って座席を指定し、座席指定をしていない人も空いている席があれば座ることができる。プラハ中央駅のホームからベルリン往きの電車に乗り込むと、デッキまで溢れた人が床に座っており、苦労して中に入ると、指定していた席には五歳くらいの男の子を抱いた若い男性が座っていた。

「この席を指定しているんですが……」

英語もドイツ語も通じない。

よく見ると、男の子の父親かと思った男性の顔にはあどけなさが残っていた。十五歳くらいだろうか。横の四人掛けにいた前歯が金歯の高齢女性が何かを捲《まく》し立てるように言うと、少年は男の子を連れ、表情ひとつ変えずに後ろの四人掛けの方に行ってしまった。

そこにはすでに子ども四人と大人二人が座っていた。

座席の数以上の人で埋まっているのはそこだけではなかった。客の大半が子どもで、どの四人掛けにも六人から八人は座っている。それなのに、網棚に載っている荷物はほとんどない。時どき、ちょ

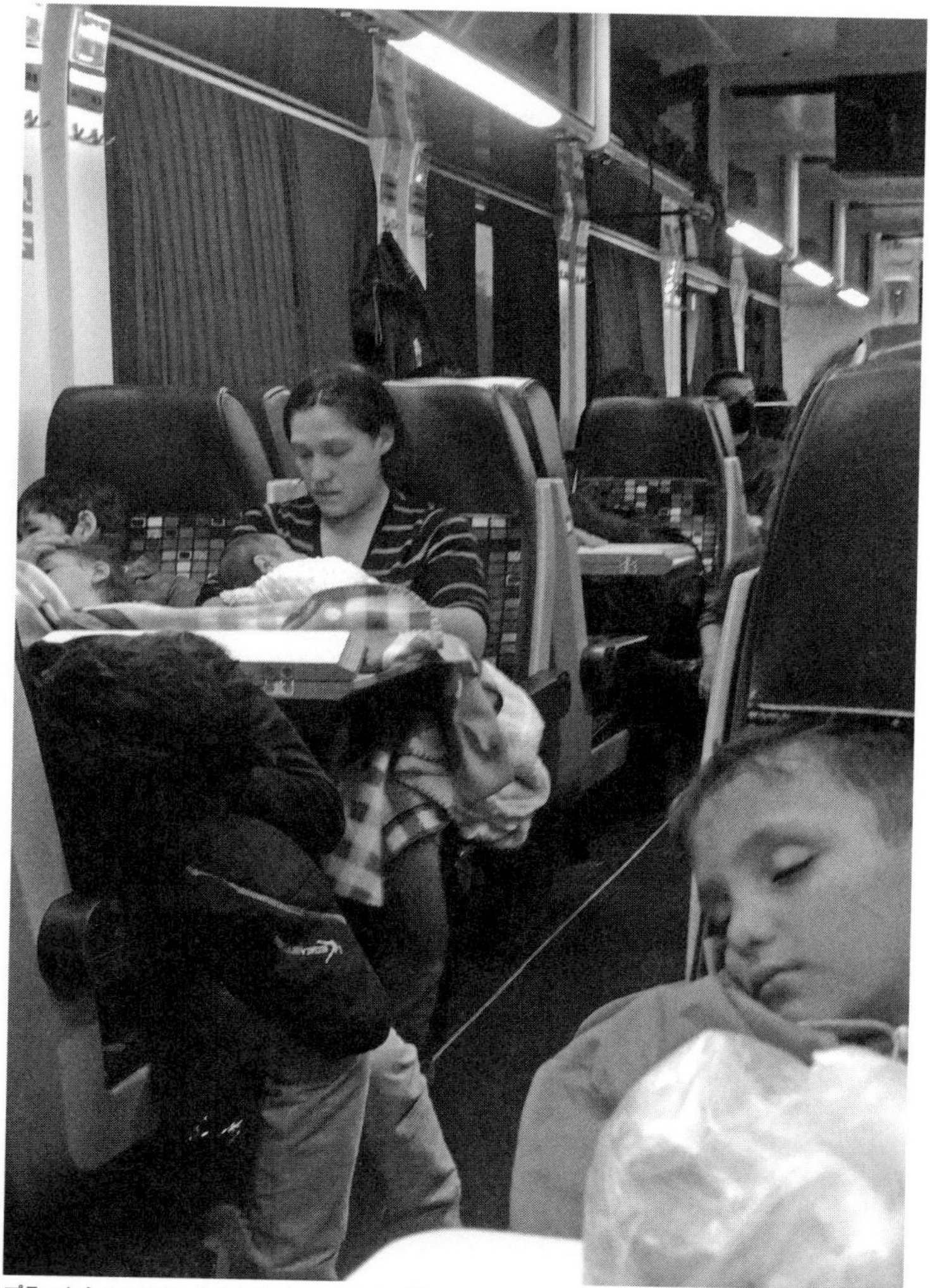

プラハからベルリンへ向かう列車はウクライナ難民で溢れていた（2022 年 3 月、筆者撮影）

こんと載っているのは毛布だけだ。

ウクライナから戦禍を逃れてきた人たちだった。

中には生後二日の子どもを連れた女性もいた。女性は「生まれたばかり」と表現するよりは「産んだばかり」と表現する方がしっくりくる赤ちゃん以外にも二人の子どもを連れていた。一緒にいるのは斜《はす》向かいに座った女性の母親らしき年配の女性だけで、子どもたちの父親らしき年代の男性はいなかった。

二〇二二年二月、ロシアがウクライナに侵攻した。グーグルマップで検索をかければ、ハンブルクからウクライナ国境までは列車で十四時間、距離にして一四〇〇キロ。わたしの生活圏から遠くない、東京から鹿児島くらいの場所で戦争が始まっていた。デッキには、中欧から東欧にかけての長距離国際列車の接続を示す鉄道路線図が貼ってあった。路線図の北西の端はわたしの住むハンブルク、北東の端はウクライナの首都キエフだった。わたしの乗った列車は、ウクライナに隣接するハンガリーからチェコを経由してドイツへ向かう国際列車だった。ドイツ政府は、ロシアの侵攻が始まって以降、ウクライナのパスポートを持つ人に、チェコやハンガリー、ポーランドといった近隣諸国からドイツへの国際列車のチケットを無料で提供していた。

二〇二一年の夏頃から、わたしは各国の新型コロナウイルス対策を追うことを通じて、自由や民主主義について真面目に考えようという青臭い取り組みを始めていた。

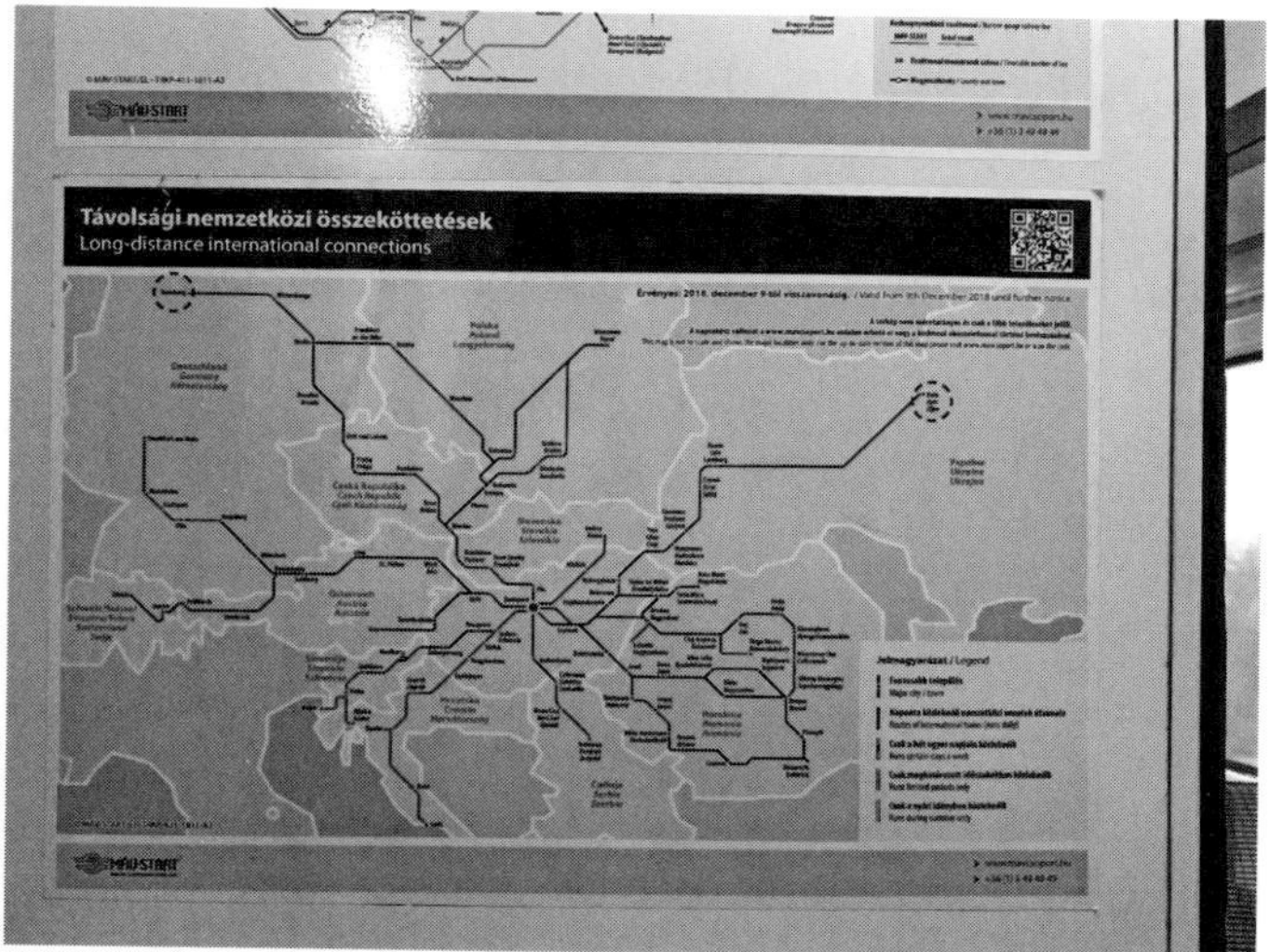

路線図の北西の端はハンブルク、北東の端はキエフだった（2022年3月、筆者撮影。丸印は筆者）

最初に注目したのは、特にアメリカや中国で顕著な「パンデミック対策はウイルスとの戦争である」という考え方や取り組みだった。パンデミック対策と戦争は、国を挙げて行う必要があるのと同時に、国民の自由や権利を制限しなくてはならない場面が出てくるといった点で似たところがあった。

欧米各国は、行動制限やワクチン接種の義務化を自由権の侵害だと主張するデモに手を焼いていた。

では、国は国民との間にどうやって合意を取り付け、政策を進めていくのか。つまり、民主主義はそこでどのように機能するのか。わたしの関心はそこにあった。

パンデミック対策を戦争と呼ぶのであれば、ウイルスと戦うためのワクチンは軍事兵器と同じ位置にある。各国がワクチンをどのように手に入れ、使っていくのかにも興味があった。

もちろん、こうしたことに関心を持った背景には、国が国民の行動を制限するのではなく、国民が国からの要請で「自粛」するという、極めて独自の方法で新型コロナを抑えようとした日本の存在があった。一九四五年の第二次世界大戦敗戦以来、戦争や全体主義を想起させるような政策は民主主義に反するとして、すべて排除してきた日本らしいやり方だった。国産ワクチンの早期開発は実現せず、東京五輪という大国際イベントを控えながら、外国産のワクチンの確保にも出遅れ、集団接種に消極的だったのも独特だった。

ところが、二〇二二年二月、ロシアとウクライナとの間に本物の戦争が始まると、パンデミック対策をウイルスとの戦争とする考えも、行動制限やワクチン接種は自由や民主主義を侵すものという考えもとたんに空虚で薄っぺらな話に思えて、はたりと筆が止まってしまった。

同じ頃、それまでドイツでは毎週のように行われていた反ワクチンデモも止まった。それまでは毎週のように反ワクチンデモを取材していたわたしも成り行きで、ロシアのウクライナ侵攻に抗議するデモに参加することになった。デモは親の世代のもの、一部の活動家市民のものだと思っていたし、取材することはあっても参加したことはなかった。人生で初めて参加するデモが、反戦デモだとも思っていなかった。テレビでは連日、破壊された街や家族を失って涙を流す人々の映像が流れ、ツイッターでは死体の山の写真が拡散するようになった。コロナ一色だった世界は、突然ウクライナ一色になった。

プラハから難民列車に揺られて二週間後、ロシアとの航空制裁合戦に伴う二度の欠航を経て一年半ぶりに日本に帰国したわたしは、日本でもこの戦争への関心が驚くほど高いことを知った。日本とウクライナは八〇〇〇キロ離れているにも関わらず、同じロシアという国との間に領土問題を抱えていた。

日本では、ウクライナ戦争のニュースに触れるたび、ヨーロッパとの扱いの違いに驚かされた。ヨーロッパでのウクライナの評判は、政治も軍隊も汚職と腐敗にまみれ、民主主義が機能しているかどうかも相当に怪しいというものだった。ウクライナ人と聞いて思い浮かべるのも、安い労働力、清掃員、売春婦、麻薬や武器の売人といった具合で、決してよいものではなかった。ところが、日本におけるウクライナは、れっきとした民主主義国家で、ヨーロッパの一員ということになっていた。

この戦争も、日本では、独裁国家のロシアが民主主義国家のウクライナに侵攻したという単純な構図で捉えられていたが、ヨーロッパでは、ロシアとウクライナは共にソビエト連邦が分かれてできた国であり、両国の戦争は、「隣の親子喧嘩」に過ぎなかった。「民主主義を守るために団結してウクライナを支援する」というのは建前で、本音は「喧嘩の飛び火はごめんだ」というだけのことだった。新型コロナ不況に重ね、押し寄せる難民や物価高、エネルギー問題といった「飛んでくる火の粉」が目下の課題だった。こうしたウクライナの扱いは、EU（欧州連合）入りを果たし豊かな国となっていたチェコやハンガリー、ポーランドなどといったウクライナ近隣の東欧諸国でも同じだった。

その上、日本がやったことと言えば、小規模な難民を受け入れ、ウクライナの地名、たとえば、キエフをキーウ、チェルノブイリをチョルノービリなどロシア語読みからウクライナ語読みに変更するといった表面的なことだけだった。同じ隣国の始めた戦争とは言え、ロシアと海を挟んで隣り合う日本の危機感は、ロシアと陸続きのヨーロッパとは比べ物にならないほどささやかなものだった。

先に述べたとおり、日本では終戦以来、戦争や全体主義への反省としてそれらを想起させるものを排除し、国家が個人に対して力を及ぼす範囲を狭めてきた。しかし、そのことが、どんな場合でも国が個人の自由や権利を制限することを極めて難しい状況にしてしまった。対照的に、戦後も「何者かとの戦争」という緊急事態のシナリオをリアルに想定し続けてきた欧米では、個人の自由や権利は時として制限されることもあるという考え方に、ある意味で寛容なところがあった。

ただ、欧米では、政府が国民の合意を得るための民主主義的なプロセスを非常に重視する。民主的な方法で強制のためのルールを定め、それを行使するのが「欧米式」だ。一方の日本では、国が個人の自由や権利を制限するつもりは端《はな》からない。国が個人の自由や権利を制限することは、どんな場合でも例外なく民主主義に反するとして、話が止まってしまうのだ。だから、同じ民主主義国家と言っても、国や国民を守っていくためのプロセスに関心が集まることもない。

そのことは、パンデミックという「ウイルスとの戦争」においても、国が主体となって国や国民を守るための対策を講じることを非常に難しいものにしていた。そして、行動制限にせよワクチン接種にせよ、「自粛」や「努力」という、一見、国民が主体的にやっているかのように見える形で実施したからこそ、その必要がない場面でも、その必要がなくなった場合でも、国民にそれをやめさせる方法が分からなくなってしまった。

国民との合意の上で決めた強制のルールを国が行使する、という形を避ける「日本式」パンデミック対策のバックボーンとなっているのが、一九九〇年代に大幅に改正された二つの法律だった。一つは、人権への配慮を謳った「感染症法」、もう一つは、ワクチン接種の目的を社会防衛ではなく個人防衛と改めた「予防接種法」だ。これらの法は、現在でも日本の感染症対策の足かせとなり、新型コロナパンデミック対策も効率の悪いものにしていた。

「個」が過剰に重視されているのは日本より欧米ではないのか、と言う人もいるだろう。欧米では個人の権利意識が肥大化した結果、パンデミックという緊急時においてさえ、ワクチンやマスクなどに反対する大きなデモが起き、感染爆発を抑えきれなかったのではないか、と。

しかし、現実はむしろその逆だ。国が個人の自由や権利に触れるのを極端に恐れるようになった結果、ただ嵐が去るのを待つだけで、パンデミックをコントロールすることも終わらせることもできなくなっていたのは日本の方だった。

二〇二二年、バカンス客が大量に移動する夏が過ぎ、秋に入って気温が下がり始めると、新型コロナウイルスは例年どおり再拡大を始めた。ところが、これまでどおりなら次の春まで増加を続けるはずのドイツの新規感染者数は十一月中旬、減少に転じた。それだけではない。人工呼吸器などの集中治療を必要とする重症者病床数も、パンデミック前の二〇一九年冬以降の期間で最低のレベルにまで減少した。

こうした状況を受け、メルケル政権でドイツの新型コロナ対策のトップを務めたクリスティアン・ドロステン氏は二〇二二年十一月、独「ツァイト」紙のインタビューに答え、「人口の七〇%でも八〇%でもなく、ほぼ一〇〇%がワクチンと感染により何らかの免疫を獲得したのだろう。パンデミック終息の兆しが見える」とコメントした。

クリスマスの帰省がリターンラッシュを迎えた十二月二十六日、ドロステン氏はメディアのインタビューに再び答えてこう言った。「コロナはもはや風土病に過ぎない」

ドロステン氏が初めてパンデミックの終わりについて言及した二〇二二年十一月下旬、日本では新型コロナウイルス流行の「第八波」に入ったとの報道があった。ドイツと同様、日本の医療現場からも「院内クラスター（集団感染）が出ても重症化する人が減った」という声が聞こえていた。しかし、かねてからの課題だった軽症者の受診を抑制する対策がとられることはなく、むしろ発熱外来を作ってこれに対応しようとした。インフルエンザの同時流行も相まって発熱外来はあっという間にパンク状態になった。

その頃までにドイツを含む大方の国は、発熱患者をいちいち検査することも新規感染者の全数把握もやめ、サッカーのワールドカップで観客がマスクを着けていない映像が流れたことを機に中国ですらゼロコロナ政策も全数把握もやめていた。それでも、日本はマスク着用を継続し、律儀に感染者数を報告し続けるなど大方の方針に変更はなく、その後もパンデミックが始まって以来、最高となる死者数を何度も更新し、数週間にわたって世界第一位のＷＨＯ（世界保健機関）への新規感染者報告国となるなどの状況が続いた。

本書は、感染症から国家や国民を守っていくためには何が必要なのかについて、パンデミックに揺れた日本と世界を通じて考える本である。同時に、パンデミックのような緊急事態における自由や民主主義の価値や意義といったものについて考える本でもある。

ワクチンをすり抜けて感染するデルタ株の出現以降、「人口の七割がワクチンを接種したらパンデミックは終わり」という、古典的な意味での集団免疫戦略は崩壊した。それでも、ウイルスと戦うための兵器であるワクチンを駆使し、反対デモに苦しみながらもパンデミックを〝終わらせるため〟の出口を模索した欧米諸国が得たものは何だったのか。ワクチンが登場してもどんな変異株が流行しても対策をほぼ変えず、マスク・自粛・鎖国といった行動制限でパンデミックが〝終わる〟のを待った日本は、次の危機が訪れても国と国民を守り抜くことができるのか。

戦争とのアナロジーから感染症対策を考えるという初心に返り、その解を求めていくためにも、まずは国策として進められてきた感染症対策の世界史を遡っていくことから始めたいと思う。それを踏まえると、感染症対策と軍事は実際にも関係が深く、日本が戦前には何を持ち、敗戦を機に何を失ったかが分かると思うからだ。

パンデミックを終わりにするための

新しい自由論

目次

ブックデザイン・観野良太

第1章 生物兵器開発と感染症

目的は「恐怖を抱かせる」こと

新型コロナウイルスが猛威を振るい始めた頃、真っ先に流れたのは、それが中国の武漢にあるウイルス研究所から漏洩した生物兵器ではないか、という噂だった。

感染症と生物兵器はセットで語られることが多い。ＨＩＶ・エイズ（後天性免疫不全症候群）が出現した際もエボラ出血熱が出現した際も、原因ウイルスは、アメリカの軍部がアフリカで開発中だった生物兵器だという噂があった。背景には、生物兵器開発が実際にも感染症研究の一環として行われ、感染症学を発展させる起爆剤となってきたという事情があった。

二〇二二年四月十二日、先日までチェルノブイリ原発攻撃の報道で世界に緊張感を与えていたロシアが、今度はウクライナ南東部の港湾都市マリウポリで化学兵器を使用したとの噂がソーシャルメディアを賑わせた。イギリスの高官もそうツイッターに投稿していたので、筆者もイギリスの情報機関も何らかの情報をキャッチしたのだろうと興味深く見ていた。

英「ガーディアン」紙によれば、犠牲者は「呼吸不全」を示しており、内耳（三半規管）の異常により眩暈《めまい》や吐き気、眼振、運動失調などの症状が出ていることを示唆する特殊な診断名もついているとする初期のレポートが、ソーシャルメディアでも拡散しているとのことだった。

また、国粋主義を掲げるウクライナの極右団体が、ソーシャルメディア「Telegram」に被害者の動画を投稿し、煙は甘い味がして吸い込むと脈が速くなったという男性や、煙を吸ってから動けなく

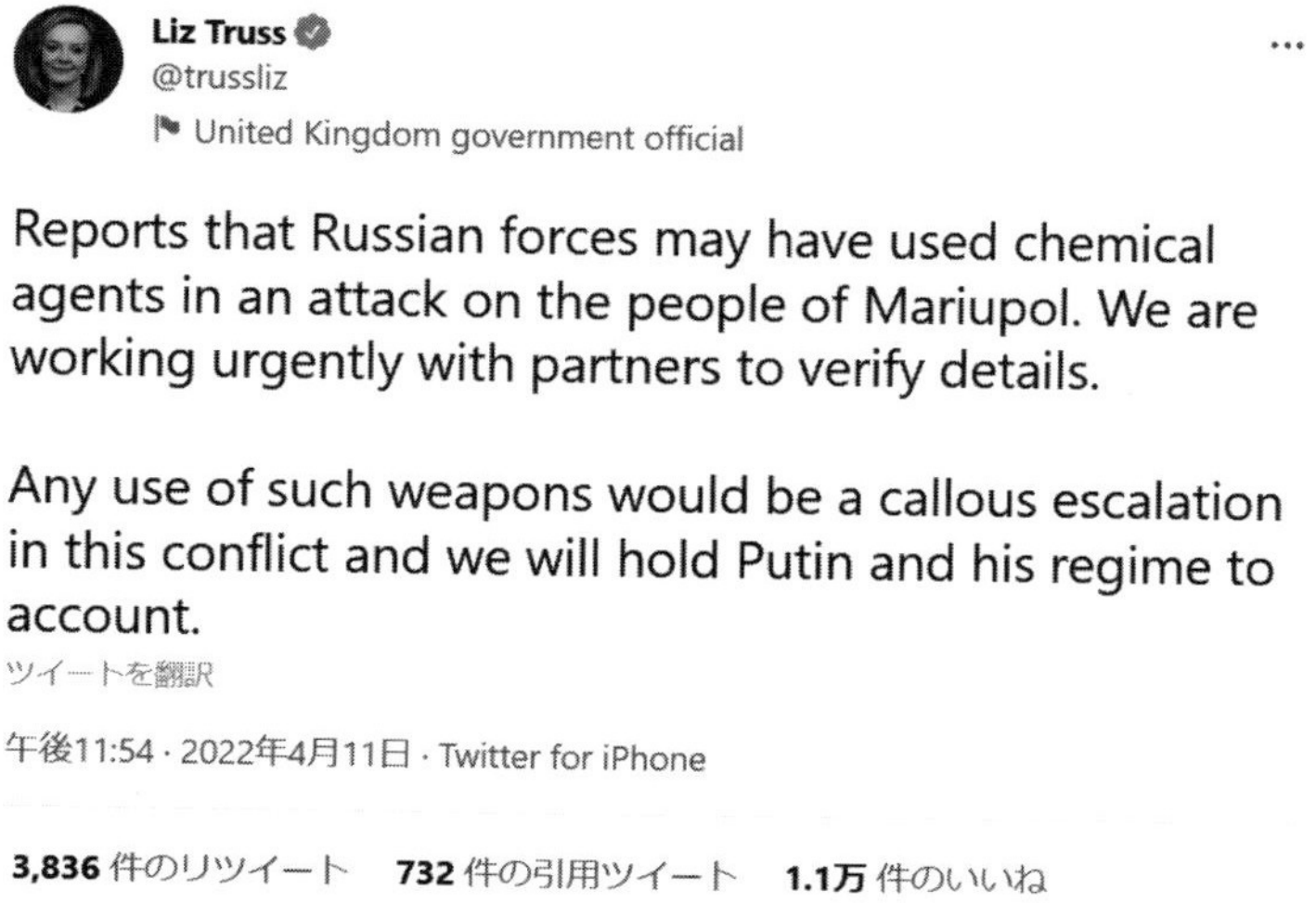
Liz Truss
@trussliz
United Kingdom government official

Reports that Russian forces may have used chemical agents in an attack on the people of Mariupol. We are working urgently with partners to verify details.

Any use of such weapons would be a callous escalation in this conflict and we will hold Putin and his regime to account.

ツイートを翻訳

午後11:54 · 2022年4月11日 · Twitter for iPhone

3,836 件のリツイート　732 件の引用ツイート　1.1万 件のいいね

ロシア軍が化学兵器を使った可能性に言及したリズ・トラス英外相（当時）のツイッター。

なったという女性の映像も拡散しているという話だった。

イギリスとアメリカは緊急の調査を表明し、日本政府も「生物・化学兵器の使用はいかなる場所、いかなる主体、いかなる状況においても容認をされない」とする見解を発表した。だが、二十四時間が経過してもロシアが化学兵器を使用したことを裏づける証拠は得られなかった。

これは化学兵器の話だが、パンデミックが始まってから、さらにはこの戦争が始まってからというもの、生物・化学兵器は何かと話題になることが増えた。ロシアは、「アメリカやドイツはウクライナで生物兵器の開発を支援している」と主張し、アメリカはこれを強く否定する声明を発表した。ＮＨＫを含む世界中のメディアが、これを根も葉もないロシアのプロパガンダだと報じた。

生物・化学兵器は、核・放射性物質と共に

「ＣＢＲＮ（シーバーン：化学・生物・放射性・核）」と呼ばれ、一度に大勢の人の命や健康に深刻な影響を及ぼすことから国際的に使用が禁止されている。だが、ハンブルク大学・平和研究・安全保障政策研究所の専門家によれば、生物・化学兵器の目的は必ずしも大量殺戮ではない。核兵器と同じで、開発したり保有したりするだけで、「使われたら大変だ」という恐怖感を相手に抱かせることがもっとも重要なのだという。

生物・化学兵器とまとめて呼ばれていても、生物兵器と化学兵器とは極めて異なる性質を持ち、生物兵器は化学兵器より使いづらい。

生物兵器の実用性は、①致命的なダメージを確実かつ即座に与えられること、②自国の兵士を守るための有効なワクチンや治療薬があること、③ヒトからヒトへ感染しないこと、④環境汚染が少なく修復が容易であることの四点によって決まる。また、使用すれば国際的批判を浴びる恐れのある現在では、五つ目の条件として「足がつきにくいこと」も挙げられる。生物兵器は黙って使うにしても出所が限られるため足がつきやすく、近年ではほとんど使われることがなくなった。二〇一七年のシリア内戦で反政府勢力の攻撃に用いられたのも、二〇二〇年、ロシアの野党指導者アレクセイ・ナワリヌイ氏の暗殺未遂事件で使用されたのも化学兵器だった。

一方、社会的関心の方は、二〇〇一年の炭疽菌《たんそきん》事件、以下いずれも米国や中国が開発中の生物兵器との噂のあった二〇〇三年の重症急性呼吸器症候群（ＳＡＲＳ）流行、二〇〇九年の新型インフルエンザ流行、二〇一四年のエボラ出血熱流行を経て、二〇二〇年の新型コロナウイルスのパンデミックと、化学兵器より生物兵器で高まっており、「恐怖を抱かせる」という目的からすれば両者の威力の差はほとんどなくなっている。

世界の生物兵器開発をリードした日本

今日からは想像もつかないが、第二次世界大戦中、世界の生物兵器開発をリードしていたのは日本だった。大戦が終わった後も軍拡競争にしのぎを削ったソ連とアメリカが、その日本の生物兵器開発のデータを取り合ったのは有名な話だ。

一九三三年、日本の軍部は世界に先駆けて「ヒト」を対象とした実験を行い、生物兵器の開発を始めた。きっかけは一九二五年に世界百二十八ヶ国が署名した化学兵器（毒ガス）と生物兵器の使用を禁止するジュネーブ議定書だった。エド・レジス著『悪魔の生物学』によれば、日本の生物兵器開発の責任者だった石井四郎は、「これだけ危ないというのだから、よほど威力があるのだろうと関心を持った」という。

人体実験の主舞台は中国で、中でも有名なのは、浄水などのライフライン確保と感染症対策などの医務を表向きのミッションとした「関東軍防疫給水部」、通称「七三一部隊」の施設だった。オペレーションの中枢は、東京都新宿区戸山の陸軍軍医学校防疫研究室、現在の国立感染症研究所（感染研）で、その活動には、北海道大学、東京大学、京都大学、九州大学などの旧帝国大学の大学教授たちが嘱託として大勢協力した。日本の感染研以外にも、米疾病予防管理センター（米ＣＤＣ：Centers for Disease Control and Prevention）、ロシア国立ガマレヤ研究所など、かつては生物兵器開発の中枢だった国立の研究施設が、現在では感染症対策やワクチン開発の中枢となっている国は多い。

ウイルス学者で獣医学者の山内一也氏によれば、事業規模は当時の日本円で年間一千万円（現在の約九十億円）ほどの大国家事業で、半分の五百万円が研究事業に残り半分の五百万円が人件費に充てられた。これは、政治や軍事に関心の薄い医師や研究者にとっても、資金のことを考えず研究に没頭し、流行性出血熱やペスト、発疹チフス、重度の凍傷などの貴重な「症例」を見ることのできる恵まれた環境だった。研究対象はウイルスから原虫、リケッチア・ノミ、ペスト、炭疽、赤痢、コレラ、チフス、ボツリヌスなど兵器として使える可能性のあるありとあらゆる微生物にわたった。使用後、すぐさま敵地に侵入することや敵に使われた場合も想定し、防衛目的でワクチンも製造されたという。

もっとも、生物兵器開発は国家の機密事業であり、大戦中はその存在自体が公にされることはなかった。しかし、その存在をかぎつけていたアメリカとソ連は戦争が終わると、どちらも日本が蓄積したデータを欲しがった。

一九四七年、結局、データを手に入れたのはアメリカだった。ただ、蓋を開けてみれば、日本の生物兵器開発も実戦レベルには至っておらず、期待外れに終わった。しかし、アメリカはこの時初めて、ヒトへの感染に必要な微生物の最小量やヒトでの致死量、有効な感染ルート、最適な粒子の大きさや、霧状にした場合に最適な霧の大きさ、形、濃度、効果の持続性など「人間モルモット」に関する実データを手に入れた。そして、これが朝鮮戦争（一九五〇－五三年）を機にやっと具体化し始めることになるアメリカの生物兵器開発事業の基本情報となった。

前出の『悪魔の生物学』によれば、アメリカの生物戦体制が整ったのは朝鮮戦争が終わった後だった。一九五五年、アメリカは本土初の人体実験「ホワイトコート作戦（Operation White Coat）」を実施した。アメリカはこの実験で生物兵器および治療薬・ワクチンの威力を確認すると、翌一九五六年の国家安全保障会議（NSC）で、メリーランド州にある米陸軍の医学研究施設「フォート・デトリック」を米軍の正式な感染症研究拠点と認定した。同時に、大統領令ひとつで生物戦を開始できるように法を整備し、生物兵器をいつでも使用できる臨戦態勢に入った。

ちなみに、ホワイトコート作戦は、囚人や捕虜を用いた非人道的なものではなく、セブンスデイ・アドベンティスト派キリスト教徒のボランティア兵の同意に基づき、フォート・デトリックがユタ州に所有するダグウェイ実験場で行われた。黄熱、肝炎、Q熱、リフトバレー熱などの感染性微生物を自国内で、自国の兵士に感染させるという実験だったが、開発中のワクチンや治療薬の効果を確かめる目的も兼ねており、感染した兵士はいたが死亡した兵士は一人もいなかったという。

人工衛星に遺伝子操作——ロシアのスプートニク・ショック

一方のソ連は一九五七年、大陸間弾道ミサイルの本格的な実験を行い、世界初の人工衛星「スプートニク」の打ち上げに成功した。これはアメリカをはじめとする西側諸国に衝撃を与え、「スプートニク・ショック」と呼ばれた。そして、この人工衛星の名は二〇二〇年、ロシアが国家事業として開発した新型コロナワクチンの名に再び使われることになった。

戦後ソ連の生物兵器開発において特記すべきは、まず、天然痘や炭疽、ペストなど大規模な被害を一撃で与えられる高度に危険な微生物にこだわって研究を重ね、大量に製造し備蓄もしていたことだった。しかし、それにもまして重要だったのは、自然界のものより毒性が高いか既存の治療薬がどれも効かない、攻撃力の高い微生物を「作る」ため、一九八三年頃から病原性の微生物に遺伝子操作を加えていたことだった。

ソ連では、スターリンの重用した農学者、トロフィム・ルイセンコがメンデル遺伝学を否定した影響で、遺伝学が大幅に遅れていた。しかし、その影響がほぼ消えた一九七〇年代、西側の研究者たちが遺伝子に改変を加えるテクノロジーを確立すると、ソ連はそのテクノロジーを用いて人間に壊滅的なダメージを与える新しい微生物=攻撃型生物兵器を開発する決断をした。

これはソ連だけでなく、世界の生物兵器開発、および感染症研究にとっても大きな分岐点となった。

ソ連崩壊後、一九九〇年代以降のロシアの感染症研究の詳細は、科学研究費の予算が大幅に削られたこととアメリカの協力のもと生物兵器の破棄が進められたこと以外、ほぼ何も分からない状態になった。しかし、ソ連のこの時の決断が、ロシア製の新型コロナワクチン「スプートニクV」開発に何らかの影響を与えている可能性は否定できない。また、ソ連が始めた病原性微生物に遺伝子操作を加えて病原性や感染力を上げる「機能獲得（ＧｏＦ：Gain of Function）」研究の問題は、後述する新型コロナパンデミックにおける「新たなる冷戦」の引き金ともなった。

日本ではあまり認識されていないが、新型コロナワクチンを世界に先駆けて開発したのはロシアだった。その他、二〇二〇年のうちに新型コロナワクチンの開発に成功したのは、順に、新型コロナウイルスの実物と遺伝子情報を早くから持っていた中国、次節で触れるイギリス、アメリカの四カ国だった。こうした事実は、これらの国々が、軍事予算を割いて感染症研究を行い、領土を広げる過程で「感染症対策」を行ってきた歴史と決して無関係ではないだろう。

感染症学の来た道

生物兵器開発以前の感染症学は、植民地経営における必要性から発展した。

アジアやアフリカで広大な植民地を経営したイギリスやフランスは、現地のプランテーションで働く労働者や奴隷の健康を守り、生産性を上げるため、感染症対策を進めた。また、船乗りや商人が植民地から感染症を持ち込み、本国で広げるのを防ぐことを目的に、感染症研究を進めた。つまり、感染症の流行コントロールとその裏づけとなる感染症学は、植民地経営の要請で生まれ、支配する者たちの都合で発展してきた。

感染症の予防と衛生環境の保全を意味する「公衆衛生」の概念は、一七六〇年代から一八三〇年代にかけて産業革命を経験し、急激な都市化と植民地拡大に伴う疫病の流入で衛生環境が悪化したイギリスで誕生した。そのイギリスで、衛生環境と貧困の改善を通じて労働者の健康と生活を守る公衆衛生法が成立したのは、早くも一八四八年のことだった。

その頃、日本が近代医学を学ぶことになるドイツがどのような状況だったかと言えば、まだ専制的なプロイセンを筆頭とする領邦国家（地方に分散した小さな国）の寄せ集めに過ぎず、植民地獲得にも出遅れていた（統一国家であるドイツ帝国の成立は一八七一年）。しかし、海外との貿易はすでに始まっており、イギリスから約七十年遅れて始まった産業革命を機に衛生環境が悪化し、「労働者の健康」に関心が集まるという流れは同じだった。

ドイツでも一八五〇年代には公衆衛生学の前身となる「社会衛生学」が確立した。ただ、社会衛生学はウイルス学や細菌学のような自然科学ではなく、衛生環境の改善と「貧困の解決」を通じて、労働者階級の健康の自立を支援するという社会思想だった。

現在の感染症学や微生物学にあたる自然科学としての衛生学が確立したのは、一八八二年頃だった。「うつる病気」の正体がついに暴かれたのは一八七六年、地方の一保健官僚だった医師ロベルト・コッホが炭疽菌の培養に成功し、それが微生物のコロニーであることを顕微鏡で確認した時のことだった。精度のいい虫メガネ「顕微鏡」は十七世紀、オランダですでに開発されていた。しかし、それまでは、うつる病気と顕微鏡で見える微生物が結び付けて考えられることはなかった。後に「感染症学の父」と呼ばれることになるコッホは、一八八〇年に帝国衛生局の医官となり、一八八二年には結核菌を、一八八三年にはコレラ菌を発見して、微生物の研究を意味する「衛生学」を確立した。

ちなみに、ドイツが統一されドイツ帝国となった一八七一年、欧州を視察中だった岩倉使節団は、ドイツには国が生命および〝生活〟を「衛《まも》る」という概念があることを知った。「衛生学(Hygiene)」の日本語訳は、使節団の一人で明治政府の初代衛生局長を務めた長与専斎がそのことに感銘を受け、中国の荘子の『庚桑楚篇《こうそうそ》』にある「衛生の経」から拝借したものとされている。

この頃、陸軍軍医で作家の森鷗外もドイツに留学した。東京大学医学部で衛生学を修めた鷗外は、日本政府から富国強兵策の一環としてドイツ帝国陸軍の衛生制度の調査を命じられ、一八八四年から八八年にかけてドイツに学んだ。同じく東大医学部卒で「予防医学者」を志していた北里柴三郎も八六年から九二年にかけてドイツに留学した。北里はコッホに直接師事し、自然科学としての衛生学、すなわち世界最先端の微生物学を学び、留学中の八九年には世界初の破傷風菌の培養にも成功して感染症学および日本の近代医学の基礎を築いた。

後に南満州鉄道株式会社の初代総裁となる後藤新平も、内務省に籍を置きながらコッホのもとにいる北里を訪ね、ドイツに〝私費で〟留学した気骨ある同時代の医師だった。留学前年の一八八九年に上梓した『国家衛生原理』の中で後藤は、「国家は生命体」であり、国民の「体力」増強が「国力」の増強につながるとする考えを示している。体力とは日本固有の概念で、「その人がどのくらい働くことができるか」を表す指標として明治政府が作った新語だ。個人の健康は国家経済の発展と軍事力の増大に寄与するから、富国強兵のためには国家による国民の健康管理と衛生政策が必須だという考えである。ドイツから帰国後、後藤は第二代内務省衛生局長（現在の厚生労働大臣）に就任した。

【コラム1】トロイ発掘を支援した医師

医者の間では「がんのウィルヒョウ転移」でお馴染みのドイツ人医師で病理学者、ルドルフ・ウィルヒョウ（一八二一－一九〇二）も、社会衛生学の立役者の一人だった。

医療と貧困を結びつけ、生活環境を改善することで労働者の医療の問題を解決していこうという思想は、一八四八年、産業革命を経て一足先にプロレタリアート（賃金労働者階級）の出現したフランスからドイツへと一気に流れ込んだ。その影響を受け「医学は政治であり、政治は大規模な医学そのものである」と宣言したというウィルヒョウも、自由と平等を定める憲法の制定を目指すドイツ三月革命に身を投じた。

ウィルヒョウは自然科学者として一流だっただけでなく政治家としても一流で、ベルリン市議会議員からプロイセン王国下院議員、帝国議会議員までを務めた。活動は革命の理想の実現に忠実で、女性や子どもの労働環境の改善や労働者の生活環境を守るための法整備に努めたほか、ドイツ全土の上下水道の整備にも貢献した。

ウィルヒョウはまた、考古学者・人類学者としても知られている。フンボルト大学の人類学研究所に世界各地からの頭蓋骨を集めた「ウィルヒョウ・コレクション」を残したほか、一八六九年には、ベルリン人類学会を創設した。実業家で考古学者だったハインリヒ・シュリーマンと共に小アジアやギリシャ、エジプトを旅し、シュリーマンのトロイ発掘も支援した。

「防疫の島」台湾を作った日本統治

森鷗外や北里柴三郎、後藤新平らがドイツに留学し、感染症学を学んだのも、当時の日本が台湾、後に朝鮮といった植民地を経営する国家であり、富国強兵を目指していたからだった。新型コロナパンデミックの初期、迅速な水際対策やマスクの緊急調達で世界の注目を集めた台湾の防疫システムは、実は、日本の統治下で整えられたものであった。

ドイツ留学から帰国し、衛生局長になって間もない後藤を一躍有名にしたのは、一八九五年、日清戦争の帰還兵二十三万人を対象に行った、有史以来といわれる大検疫事業だった。似島（宇品付近）、彦島（下関付近）、桜島（大阪付近）の三ヶ所に検疫所を設けて六月一日に始まった検疫は、八月に入るとほぼ終了した。検疫した船舶は六百八十七艘、伝染病感染者は、コレラ三百六十九人、コレラ疑似三百十三人、腸チフス百二十六人、赤痢百七十九人、痘瘡九人の計九百九十六人だった。検疫報告書はドイツ帝国にも送られ、皇帝ヴィルヘルム二世の賞讃も得たという。

一八九八年、この検疫事業の際、後藤の上司として指揮を執った陸軍少将（のちに大将）の児玉源太郎は台湾総督となると、自分を補佐する民政長官として後藤を抜擢し、台湾に連れ立っている（後藤の台湾経営は一九〇六年まで）。

当時、日本本土では、台湾はマラリア、コレラ、ペスト、アメーバー赤痢、ツツガムシ病など数々の風土病のまん延する「瘴癘《しょうれい》の島」として恐れられ、感染症コントロールは台湾を統治する上での重要課題のひとつだった。一八九五年、下関条約（日清戦争の講和条約）で領有したばかりの台湾に上陸した近衛師団は、早々に二割を超える兵をコレラで失っている。一八九六年から一年ほど第三代台湾総督を務めた乃木希典も、台湾に伴った母親をマラリアで亡くした。一八九六年からは、その後二十年間で三万人超の感染者と二万五千人の死者を出したペストの流行も始まった。

事態を重く見た総督府は後藤らのアドバイスに従い、コレラ、ペスト、赤痢、天然痘、発疹チフス、腸チフス、ジフテリア、猩紅熱《しょうこう》の八つを法定伝染病とする台湾伝染病予防規則や下水規則、海港検疫規則など、感染症コントロールのための諸法を次々に公布した。また、伝染病病院を建設して隔離病棟を作り、「種痘法」を適用して予防接種も実施した。種痘とは天然痘の予防接種（ワクチン）である。日本統治下の五十年間、台湾で天然痘が大流行することはなかった。

後藤はまた、清潔な飲料水を独占していた財閥の井戸を一般民衆に開放するとともに、台湾総督府の技師・浜野弥四郎らが進めていた台湾の上下水道整備事業を支援した。浜野は一九〇二年、基隆の上水道が完工したのをはじめとして、一九〇九年には台湾初となる上下水道を東京や名古屋よりも先に台北に整備させた。一九二〇年頃までにはコレラの流行もなくなり、一九四〇年には台湾全土に上下水道網を完成させている。

一九〇八年からは、「台湾医学界の父」と呼ばれた医師で細菌学者の堀内次雄の尽力により、検疫や消毒、火葬、ペストを媒介するネズミ駆除も始まり、一九一七年にはペストの流行を見なくなった。木下嘉七郎、羽鳥重郎、小泉舟、森下薫らは、マラリアやマラリアを媒介するハマダラ蚊の研究を進め、上下水道の整備、沼沢地の埋め立て、叢林の伐採、殺虫剤散布、ボウフラを食べる魚「カダヤシ（蚊絶やし）」を放流して、マラリアの流行コントロールに貢献した。

つまり、台湾の防疫体制は、後藤が「国が国民を守る」という強い理念をもって描いた青写真をもとに、整えられていったものだった。後藤の理念は、日台の新型コロナパンデミック対策においても日本ではなく、民主主義国家でありながら徹底したトップダウンで対策を進め、世界の新型コロナ対策のモデルケースのひとつとなった台湾で本領を発揮したと言えるように思う。

一方、終戦とともに植民地を手放した日本は、連合国軍最高司令官総司令部（ＧＨＱ）の支配と指導の下、新しい防疫体制を模索していくことになる。

朝鮮戦争後に本格化したアメリカの生物兵器開発

朝鮮戦争を機に生物兵器開発を本格化させたアメリカと、遺伝子操作により自然界に存在する微生物より攻撃力の高い生物兵器を作ろうとしたソ連は、その後どうなったのか。

本章の最後に、各国の近年の生物兵器の開発状況を概観してみたい。

ベトナム戦争（一九五五－一九七五年）の最中の一九六八年、枯葉剤（化学兵器）を使って国際的非難を浴びたジョンソン政権のアメリカは、それを償うかのように核拡散防止条約に署名した。続くニクソン政権は一九七〇年に同条約を批准、さらに生物兵器の開発を全面的に放棄することを発表し、一九七二年にはソ連や日本など七十八ヶ国と共に、戦争目的での細菌兵器の開発・生産を行うことを禁じる「生物兵器及び毒素兵器の開発、生産及び貯蔵の禁止並びに廃棄に関する条約」、通称「生物兵器禁止条約（ＢＷＣ）」に調印した。

冷戦期、特定の兵器の「全廃」が進められたのはこれが初めてだった。

アメリカはこの時点で、炭疽菌や野兎《やと》病菌、ボツリヌス毒素に加え、ブタ流産菌、Ｑ熱、ベネズエラ馬脳炎、ブドウ球菌エンテロトキシン（腸毒素）Ｂを公式に兵器化していたが、これを機に細菌やウイルス、それらの入っていた爆弾やフラスコ、試験管など、あらゆる微生物とそれを扱う器具の廃棄を始めた。

生物兵器開発競争はこれで終わるものと期待されていた。

パンドラの箱、遺伝子操作を伴う生物兵器開発

しかし、ソ連はＢＷＣ署名後も軍事目的での「感染症研究」を秘かに続けていた。

外務省のウェブサイト「生物兵器禁止条約（ＢＷＣ）の概要」にも、ＢＷＣは「生物・毒素兵器を包括的に禁止する唯一の多国間の法的枠組み」であるが「条約遵守を検証する手段に関する規定が不十分であることから、条約を如何に強化するかが課題」となっている。

つまり、ＢＷＣは何の強制力もない、署名・批准したら終わりという軍縮条約だった。

ソ連崩壊後、アメリカに亡命したソ連の感染症研究者、ケン・アリベック著の『バイオハザード』によれば、ＢＷＣ署名の翌年にあたる一九七三年、ソビエト中央委員会と閣僚理事会は「バイオプレパラート」と呼ばれる生物兵器研究開発所を全土に建設し、「水爆の開発以来、もっとも野心的な兵器開発計画」とされる機密の国家事業として本格化させた。

どのバイオプレパラートも「医薬品やワクチンを生産する」「農薬と肥料を製造する」といった民間施設の体裁を整え、研究者たちは事業について口外することも、許可なく国外に旅行することも、許可なく論文発表することも固く禁止された。文書はすべて特別車両に乗せ、武装した護衛付きで運ばれた。評議会は防音措置を施した特別室で行われ、毎回盗聴器の有無がチェックされた。

その表向きの名前と所在地は以下のとおりだ。

・生物学的反応性物質技術研究所、ベルズク
・科学製造基地、ベルズク
・製造工場、ベルズク
・精密機械組立用特殊設計局、レニングラード

・高純度生物剤研究所、レニングラード
・分子生物学研究所「ベクター」、コルツォヴォ
・複合「シンテズ」、クルガン
・免疫学研究所、リュビカニー
・生物学器械設計研究所、モスクワ
・設計研究所「ジプロバイオプロム」、モスクワ
・応用分子生物学研究所、モスクワ地区オボレンスク
・科学製造基地、オムトニンスク
・複合「バイオシンテズ」、ペンザ
・プログレス科学製造基地、ステフノゴルスク
・免疫学研究所、ヴィリニュス
・器械管理自動化特別設計局、ヨシカルオラ

バイオプレパラートは野心の上でも規模の上でもアメリカの生物兵器開発プログラムを圧倒していた。最盛時にはソ連全土十八の研究所で二千五百名が働き、六つの細菌生産工場を抱えていた。シベリアには病原体貯蔵庫を持ち、アラル海のヴォズロジデニヤ島には野外実験場もあった。ヴォズロジデニヤ島では、天然痘、炭疽菌、ボツリヌス菌など四十種以上の病原体を使った野外実験が、少なくとも一九九二年まで続けられた。そして、一九八三年からは病原性微生物への遺伝子操作を伴う、攻撃力の高い生物兵器の開発を始めていたことについてはすでに述べたとおりである。

世界がソ連の生物兵器開発の継続に気づいたのは、一九七九年、生物兵器開発施設のあったスヴェルドロフスクで、炭疽菌が流行したことだった。スヴェルドロフスクの研究所は第二次世界大戦後、生物兵器開発に携わった日本人医師たちを戦犯に問うたハバロフスク裁判で、日本の生物兵器生産工場の計画書を手に入れたスターリンが、日本の計画がソ連のものよりはるかに規模が大きく複雑だったことにショックを受け、一九五三年に建設を命じたという曰くつきの研究所だ。

ソ連は、スヴェルドロフスクにおける炭疽菌流行から十年以上にわたり、これを自然界で発生したものであると主張し続けた。しかし、一九九二年、ボリス・エリツィン大統領の時、これが生物兵器関連施設からの漏洩事故だったことを認めた。エリツィン氏はスヴェルドロフスクのウラル工科大学の出身で、一九六一年にソビエト連邦共産党に入党し、一九七六年にスヴェルドロフスク州党第一書記に就任。後に、レオニード・ブレジネフ書記長に抜擢され、一九八一年に党中央委員となった人物である。事故当時、エリツィン氏はスヴェルドロフスクの研究所の責任者だった。

ソ連は事故後も民間医薬品開発所の体裁をとった別のバイオプレパラートである「進歩学生産公社」に拠点を移し、生物兵器開発を続けた。進歩学生産公社は年間三〇〇トンの炭疽菌製造能力を持っていたという。

自然変異説を隠れ蓑に

以上の話からの教訓は、この時、事故の隠ぺいのためにソ連が整えた炭疽菌の「自然発生説」のシナリオと、その裏づけとして公表された偽の調査資料が、自然発生の可能性もゼロとは言いきれないもっともな内容をなしていたことだ。その結果、西側の科学者の多くが炭疽菌の自然発生説を支持し、ソ連の生物兵器開発を陰謀論として否定する側にまわってしまった。

後に述べる、新型コロナウイルスの起源をめぐる議論でも、科学者の間では自然発生説を支持する声が圧倒的ではあるが、似たようなことが起きている可能性を完全に否定することはできない。

ウイルスの遺伝子変異は実験室で人為的に起こすこともできるが、自然界でも起きる。また「機能獲得」を伴うこともある遺伝子改変は、自然界に存在する微生物より破壊力の強い生物兵器を作ることにも使えるが、ワクチンや治療薬の開発など平和利用もできる有用な科学だ。

スヴェルドロフスクの炭疽菌流行の時は、西側の学者が「自然界で起きた」というソ連の主張を支持した。新型コロナウイルスでは二〇二一年三月、国際保健の最高権威であるWHOが調査報告書を発表して、十分な検証もないままに中国の「研究所からの漏洩ではない」という主張にお墨付きを与え、問題をややこしくした。WHOはパンデミック宣言が出された二〇二〇年三月当初から、トランプ政権だったアメリカが脱退を表明するほど、中国寄りの姿勢が批判されていた。

もっとも、BWCで生物兵器の開発を放棄したアメリカでも、生物兵器となる可能性をもつ微生物を人工的に合成する研究は続いていた。たとえば、二〇〇二年には米ピッツバーグ大学のグループが、遺伝子情報のみからポリオウイルスを合成することに成功した。二〇〇五年には米CDCのグループが、一九一八年のスペイン風邪を引き起こしたA(H1N1)インフルエンザウイルスを合成している。これらのテクノロジーを用いれば、生物兵器として実用性の高い天然痘ウイルスも人工合成できるのではないかとの懸念の声が上がる一方、同じテクノロジーがワクチンや治療薬の開発にも応用できるのではないかという話が出始めたのもこの頃のことだった。

一九八〇年に根絶が宣言された天然痘ウイルスは、現在、アメリカとロシアにある二つのBSL4（バイオセイフティレベル4）と呼ばれる特殊実験施設でのみ保管されている。この天然痘についてWHOは二〇一五年、「根絶されてはいるものの、遺伝子情報を用いて生物合成することが可能であり、テロや実験室での事故などのリスクは増している」として、天然痘ウイルスの二〇%以上のDNAを合成することを禁止した。新型コロナパンデミックの最中の二〇二一年六月、アメリカの医薬品当局であるFDAがすでに撲滅されている天然痘の治療薬「テンベキサ（ブリンシドフォビル）」を承認したのも、人工合成された天然痘がテロや事故により広がった場合のリスクを考慮してのことだった。

つまり、感染症の問題は攻撃の要であると同時に防衛の要でもあり、そこで用いられるテクノロジーは人の命や健康を奪う方向にも守る方向にも応用可能な形で技術革新を続けてきた。だからこそ、アメリカや中国などの軍事大国では、今でも軍病院や軍管轄の感染症研究所に多くの「軍事予算」を割き、ワクチンや治療薬、検査キットなどの開発を行っているのだ。ちなみに、すべてのコロナウイルス、あるいはすべての新型コロナウイルスの変異株に有効な「ユニバーサルワクチン」と呼ばれる第二世代のワクチンの治験に世界で初めて入ったのも米ウォルター・リード陸軍医療センターの「SpFN」とよばれるワクチン・シードで、二〇二三年のうちに治験が終了する予定である（二〇二三年四月現在、米保健福祉省管轄の治験登録サイトClinicalTrials.govによる）。

ウォルター・リード陸軍医療センターは、メリーランド州にある、米国防総省管轄の最大のバイオメディカル研究施設で、同州フォート・デトリックにある米陸軍医療研究開発司令部（USAMRDC）の所属ユニットである。USAMRDCでは「軍事感染症、負傷者のケア、軍事行動医学、生物・化学兵器からの防衛、臨床・リハビリテーション医学」の五つを柱とした研究を行っており、ウォルター・リードを含め全米に六つ、海外には三つ（ジョージア、タイ、ケニア）の軍事に関する医学研究とロジスティクスのための施設を持っている。

現在でも曖昧な平和利用と軍事利用の境界

ところで、本章の冒頭で触れた「アメリカやドイツがウクライナで生物兵器の開発を支援している」というロシアの主張は、本当に根も葉もないプロパガンダだったのだろうか。

アメリカ国務省は、二〇二二年三月九日、「ロシア政府はアメリカがウクライナで生物・化学兵器を開発しているといったウソを意図的に広げている」「アメリカ合衆国は、生物兵器禁止条約及び化学兵器禁止条約を遵守し、ウクライナでいかなる化学兵器も生物兵器も所有もしていなければ、稼働させてもいない」などとして、ロシアの主張を強く否定する声明を発表した。英公共放送のBBCはロシアの主張とは逆に、アメリカはウクライナでソ連時代に備蓄された生物・化学兵器を廃棄するためのプログラムを支援していると報じた。また、WHOも「アメリカがウクライナでそのような活動をしている認識はない」と述べた上で、「ウクライナ保健省に、ロシアの攻撃に備えて国内のラボにある高病原性微生物の安全な廃棄を行うよう助言したと話した」とコメントしたことも報じている。

ドイツ政府は二〇一三年より、東欧、中央アジア、アフリカなどで、バイオセイフティ（感染性微生物や遺伝子改変生物の取り扱いの安全性）とバイオセキュリティ（感染性微生物や遺伝子改変生物を使ったテロや攻撃からの安全性）を強化するための安全保障プログラムを実施している。

同プログラムを運営するドイツ連邦微生物学研究所（ＩＭＢ）は、独メディア「ＤＷ」の取材に答え、ドイツは確かに、二〇一六年からウクライナのハリコフにある実験臨床獣医学研究所と共同研究を行っており、研究には、炭疽菌、ブルセラ菌、レプトスピラ症、アフリカ豚熱など感染性微生物がヒトの健康に及ぼす影響を見るものも含まれていることを認めている。ただし、研究は主に家畜に関するものであり、ヒトでの研究はヒトでのアウトブレイクが起きた際に迅速に対応するための訓練を実施しているに過ぎないと説明した。

つまるところ、アメリカもドイツも平和利用が目的ではあるが、生物兵器として利用可能な微生物を保有し、それらを用いたプロジェクトを稼働させているという事実に間違いはない。

翻って、アメリカ国内でもトランプ前大統領支持者を中心とする共和党の関係者が、アメリカがウクライナで生物兵器を開発しているというロシア側の主張をあえて額面どおりにとって、民主党およびＣＤＣの批判に用いた。ＣＤＣはオバマ大統領時代から現在まで、民主党とは良好な関係にあるが、共和党のトランプ政権とは、予算を大幅に削減され、新型コロナ対策をめぐっても衝突をくり返すなど対立していた。

このように、諸刃の剣である感染症の問題は、極めて政治化しやすい。感染症学が植民地経営や生物兵器開発を機に発展を遂げてきたという成り立ちからして、純粋な科学の問題に留まることができないのだ。

第2章

民主化がもたらした新型コロナ国防の弱点

前章で述べたとおり、感染症学は労働者や兵士を疫病で死なせず働かせるために生まれ、植民地経営や戦争を機に発展を遂げてきた。そのため、検疫にしろ、上下水道の整備にしろ、ワクチンや生物兵器の開発にしろ、感染症にまつわる事業はすべて国家事業だった。第二次世界大戦が終わるまでは、日本も国として感染症の問題に熱心に取り組み、感染症対策の延長線上にある生物兵器開発においても世界最高の水準にあった。

ところが、新型コロナウイルス対策における日本という国の存在感は、日本国内から見ても世界から見ても希薄だった。外食や旅行の自粛による人流制限が求められ、緊急事態宣言やまん延防止等重点措置（まん防）が何度となく出されたが、外食も旅行もしようと思えばできた。誰でもどこでもマスクをしていたが、マスクをしていないからといって罰せられることもなかった。

何かを強要されるわけでも、禁止されるわけでもない。閉塞感はあるが、感染者も死者も欧米よりは少ない。医療崩壊もしなかった。だからいいのではないか。日本人はパンデミックをそんな風に過ごしてきた。

最初の緊急事態宣言の明けた二〇二〇年六月、麻生太郎財務大臣（当時）は、「日本人は民度が高いからコロナを抑えた」と発言して物議を醸した。麻生氏がその趣旨を「罰則があるわけじゃない。お願いベースだけで日本の死亡率はものすごく低くなっている。他の国は強制力をもってしてもできていない」と釈明したとおり、日本人は、自発的に規範に従うことを意味する自粛を「要請」されて行うという、日本語としても矛盾したメカニズムでパンデミックを凌ぎ続けた。

日本のパンデミック対策では、マスクの着用や密閉・密集・密接の三つを避ける「3密回避」、人流制限といった、医薬品（ワクチンや検査など）に頼らない対策（non-pharmaceutical measures）が重視されてきた。ただ、医薬品に頼らない対策は、熱を冷ますだけの解熱剤や痛みを和らげるだけの鎮痛剤と同じ対症療法に過ぎない。「パンデミックを収束させる」という根治治療のためには、ワクチンや検査を積極的に用いる必要があり、そのことは日本政府も分かっているはずだった。

パンデミックによる不自由を一刻も早く終わらせたい欧米では、自由の制限の最たるものであるロックダウンを実施し、コロナの陰性証明やワクチンの接種証明がないと外食や旅行が実際にできない状態を作ってワクチン接種を急いだ。これに対し日本では、国民が一丸となってマスクを着用し、外出を控え、外国人の流入を厳しく制限する「鎖国」を続ければ、いつか神風が吹いてウイルスが退散するかのような幻想が共有され続けた。

国が国民の選択や決断にうるさく口出ししない「小さな政府」は、ある意味、民主的だと言える。しかし、小さな政府は、専門家を思考停止に陥らせ、国が国民を守るという責任を投げ出すことを助長しかねない。そのリスクは、刻一刻と状況が変わり、頻繁な判断の変更を迫られる、パンデミックのような国の緊急事態ではなおさら大きくなる。

本章では、リーダーシップを取らない小さな政府がどのようにして生まれたのか、かつそれを国民が評価し、政府の期待に沿うように行動する習慣がどこから生まれたのかを検証したい。続いて、民度の自画自賛だけでは総括しきれない「日本式コロナ対策の起源」について、一九九〇年代に大幅な改定が行われた二つの感染症対策の基本法を検討することを通じて考えてみたいと思う。

占領政策の一環としての「民主化」の名残

二〇二二年四月、一年半ぶりに日本に帰国して驚いたのは、話には聞いていた日本式コロナ対策だった。

筆者の暮らすドイツでは、パンデミックが始まってから今日に至るまで混雑していない屋外でのマスク着用を求められたことがない。それどころか、二〇二一年から二二年の冬に起きた感染力の極めて高いオミクロン株の大流行を経て、人口の大半が感染やワクチンによる何らかの免疫を得て重症化リスクのある人口が減ったこと、その結果、医療にも余裕が出るようになったことから、二〇二二年四月末からは、公共交通機関と医療介護施設以外の屋内でもマスク着用の義務を解除するという方針が発表された。

同じ頃、日本では一人で車に乗っている人でもマスクをしていれば、ランニングをしている人もマスク、自宅の庭でも人影まばらな住宅街でもほとんどの人がマスク、飲食店に入っても、食事が来る前と食事が終わった後はマスクをするよう求められ、客もそれに従っていた。もう一つ驚いたのは、パブリックスペースでの会話の禁止だった。レストランやカフェには「黙食」、エレベーターには「会話禁止」の張り紙、飛行機や電車に乗れば、「会話をお控えください」のアナウンスが入った。こうした張り紙やアナウンスは、少なくともヨーロッパでは見たことも聞いたこともなかった。レストランやカフェは空腹を満たすためだけでなく、おいしいものを家族や友人などと楽しむために行くところだ。権利意識の高いヨーロッパで客にしゃべるなという店があれば、自由権の侵害だと怒って出て行ってしまうか、誰も来ないかのどちらかだったろう。

うつすリスクもうつるリスクもない場所でもマスクを着用し、食事中はマスクなしで会話するのに飲食店に入るまでと外に出る時はマスクを着用する――。こんな対策が無駄であることは、日本人のほとんどが百も承知だったことだろう。そうと分かりながらも、それを続ける。誰もやめないし、やめようとも言えない。その理由を「同調圧力」という諦念とも自暴自棄ともとれる言葉で説明するだけで、やはりマスクは外せない。

しかし、日本人が人気のない屋外でのマスクをはじめとする合理性に乏しい行動規範に進んで従っていた理由は、本当に民度や同調圧力の問題だけだったのだろうか。

戦後日本では、全体主義や軍事と関わるものを排除し、国が個人に対して力を及ぼす範囲を狭めることを民主化と呼んだ。しかし、それは主権を持つべき日本国民にとってではなく、連合国軍最高司令官総司令部（GHQ）＝アメリカにとって都合が良いという意味での民主化だった。

ジョン・ダワー著『敗北を抱きしめて』によれば、占領政策を円滑に進めるためアメリカは、チョコレートやチューインガムだけでなく、ペニシリンやストレプトマイシンなどの抗生物質、血液銀行、市民向けの図書館などの貴重な実用品を日本に恵み与えた。同時に、非軍事化＝民主主義を抵抗なく根づかせることを目的に、文民と軍人を日本中に配置して日本人の特性を徹底的に調査し、日本人の特性を活かした従属のさせ方を模索した。

その基礎となったのが、人類学者で戦時情報局（OWI）の諜報員だったルース・ベネディクトが、日本人を「普遍的諸価値に基づいて行動するのではなく、状況に即した特殊な倫理と社会的文脈で決められた個人の役割に応じて行動し、権威に対して従順に反応する」と分析した研究だった。ベネディクトのこの分析が天皇制の維持を理論的に支えたことは有名だ。そしてこの分析は、新型コロナパンデミック下の日本人が、国が示した「自粛」という規範に進んで従ったこととも見事に一致している。

指令を行き届かせるための最善策を探るという手法は、今でもアメリカが外交戦略の一環として「国際協力」や「国際支援」と名のつくあらゆる場面で行っていることだ。

筆者はかつて、フィリピンのマニラにあるWHO西太平洋地域事務局（WPRO）のパンデミック対策チームで、医療社会学者として勤務していた。当時、WPROのトップは、新型コロナウイルス感染症対策専門家会議の副座長や厚生労働省新型コロナウイルス感染症対策アドバイザリーボードの委員を務めた、尾身茂氏だった。

その時、もっとも驚いたのは、アメリカが「社会的動員（ソーシャル・モビライゼーション）」に関連する情報やノウハウを重視し、その調査や実施のために多くの人員やコストを割いていることだった。ソーシャル・モビライゼーションとは、あるコミュニティにおいて政策や指示を徹底させること、言い換えれば、そこに暮らす人たちを「政策や指示にきちんと従わせること」を指す。どんなにいい政策でも、必要なルールでも、従ってもらわなければ意味がない。

また、よく分かったのは、ソーシャル・モビライゼーションに関する情報は、必ずしもベネディクトのような人類学者や社会学者など人間の行動や習慣を研究対象とする人たちからだけ上がってくるものではない、ということだった。

たとえば、公衆衛生の専門家があるコミュニティで、エイズ患者に早期治療を促すためのソーシャル・モビライゼーションを行いたいとする。その仕事は、エイズを思わせる症状が出た場合、そのコミュニティの人々は「最初に誰を頼るのか」を特定することから始まる。多くのコミュニティにおいて、それは医者でも病院でもない。アフリカであれば民間療法士を兼ねた呪術師であり、仏教国であれば老若男女から尊敬されている僧侶であることが多い。呪術師や僧侶の広範なネットワークがある国も珍しくはない。そこで、呪術師や僧侶、あるいは彼らのネットワークに対し、エイズを思わせる症状のある人から相談を受けたら医療機関や保健所に連絡するよう依頼するのだ。

こうして特定されたキーパーソンやネットワークは、エイズ患者に早期治療を促すこと以外の目的でも、ひいては医療や保健以外の分野のソーシャル・モビライゼーションにも情報収集にも使える。

だから、アメリカはソーシャル・モビライゼーションに関する情報を重視している。また、どんな専門分野のものであっても、ソーシャル・モビライゼーションに関する情報は軍や情報機関とも共有する。つまり、すべてのアメリカの専門家は分野を問わず、自覚の有無に関わらず、皆が諜報機能を負っているのだ。ちなみに、中国も「国際支援」や「国際協力」を通じてアメリカと似たようなことをしている。

世界でも稀な「人権へ配慮」した感染症法

日本の防疫体制の基礎をつくり、終戦後、アメリカが日本の防疫体制を「刷新」した際にも根拠とした法律は二つある。

一つは、感染症法のもとになった「伝染病予防法」、もう一つは、現在も同じ名前で呼ばれている「予防接種法」だ。

明治期にその基礎がつくられ、一九九〇年代の改正で現在の形になったこの二つの法律が、日本の新型コロナ対策のネックとなっていることはあまり知られていない。

伝染病予防法の制定は一八九七（明治三十）年と古い。その後、マイナーな改正はあったが、百年以上にもわたりわが国の感染症対策の基本法として適用されてきた。

一九九九年、この法律で定められていた、感染者の隔離や感染地域の交通遮断、集会の禁止、強制消毒など、新型コロナでも積極的に行われた介入は、人権に対する配慮に欠け、時代にあわなくなったため廃止すべきだとして、同時期に廃止された性病予防法と後天性免疫不全症候群（ＨＩＶ・エイズ）の予防に関する法律の二法と統合し、「感染症の予防及び感染症の患者に対する医療に関する法律（通称、感染症法）」として施行されることになった。

今回の新型コロナのパンデミックにおいて一般の市民は、「新型コロナウイルスを感染症法上の2類感染症相当から、インフルエンザ相当の5類感染症扱いに」と訴える医師や専門家の話でしか、この改正された「感染症法」について耳にすることがなかったかもしれない。

しかし、この改正は、病原体を2類だ5類だと分類するために行われたものでもなければ、パンデミックを念頭に行われたものでもない。この改正法は、「過去にハンセン病、後天性免疫不全症候群等の感染症の患者等に対するいわれのない差別や偏見が存在したという事実を重く受け止めて」「感染症の患者等の人権を尊重しつつ、これらの者に対する良質かつ適切な医療の提供を確保し、感染症に迅速かつ的確に対応する」（前文）ことを目的とした、世界でも珍しい「人権の尊重」を大項目に謳った感染症対策の基本法なのだ。

加えて言うと、「明治三十年の伝染病予防法の制定以来百年が経過し、この間、医学・医療の進歩、公衆衛生水準の向上、国民の健康・衛生意識の向上」（「感染症の予防の総合的な推進を図るための基本的な指針」平成十一年四月一日、厚生省告示第115号）により、日本で感染症がまん延することは少なくなった。しかし、「国際交流の活発化、航空機による大量輸送の進展等、感染症を取り巻く状況は、大きく変化した」（同前）。そのため、たとえば、エボラ出血熱など、わが国では特殊な医療施設でしか診断・治療できない感染症が海外から持ち込まれた場合、そのような病気が日本でまん延することのないよう、患者を感染症指定医療機関と呼ばれる特殊な施設で、人権を尊重しながら隔離・治療するための法律なのである。つまり、改正された感染症法は、新型コロナウイルスのような新しい病気がそのまま国中にまん延した時のことを想定していない。日本では珍しくなった感染症が海外から持ち込まれた場合、それが国内に広がらないようにするための法律ということになる。

この法律の条文を読むと、しつこいほど目につくのは「人権の尊重」という言葉だ。

まず、第1章「総則」の「国及び地方公共団体の責務（第3条）」には、「（施策の実施に当たっては）国及び地方公共団体は、感染症の患者等の人権を尊重しなければならない」とある。「国民の責務（第4条）」でも、「国民は、感染症に関する正しい知識を持ち、その予防に必要な注意を払うよう努めるとともに、感染症の患者等の人権が損なわれることがないようにしなければならない」と、文言のほぼ半分を割いて人権への配慮を謳っている。おまけに、同法の運用について定めた前出の「指針」では、「人権」の語が何と十九回も用いられている。

同指針の「感染症のまん延の防止のための施策に関する事項」でも、まん延防止のための具体策よりも先に「患者等の人権を尊重することが重要である」と記され、行動制限を課すにあたっても「必要最小限のものとするべきであり、仮に措置を行う場合であっても患者等の人権の尊重が必要である」とある。

「国民の果たすべき役割」にも、「感染症の患者等について、偏見や差別をもって患者等の人権を損なわないようにしなければならない」、感染症の診査に関する協議会を招集する際にも「患者等への医療及び人権の尊重の視点も必要」とあり、ことあるごとに「人権、人権」と人権が強調されている。「日本法令索引」で同法の審議過程を検索してみても、人権の議論が多いことに驚く。そして、厚労省の原案には人権の話は入っていなかったのに、国会での審議の過程では、むしろ中心に盛り込まれることになったという点にも留意する必要がある。

つまり、感染症法は、パンデミックから国内まん延に至るという緊急事態は想定していない上、政治的な観点から大きな改正が加えられてできた法律なのだ。

感染症法の下では、新しい感染症が国内でまん延しても、必要な医療を必要な人に提供することより人権を尊重することの方が優先される。その感染症のまん延を抑止する方法が分かっていても、その感染症に対するワクチンや治療法ができても、それを使うことを安易に強制したり命令したりすることはできない。そのため、たとえばヨーロッパでは、ワクチンを接種した人から行動制限を解除し、行動制限を課す範囲をできるだけ狭めていこうとしたのに対し、日本では、ワクチン接種者を優遇するとワクチンを接種しない人への「差別」になるという理屈で、ワクチンを打った人も打っていない人も同じように皆で我慢を続けるしかないという極めて非合理な状況に陥った。

もちろん、新しい感染症の国内まん延に対応する法律としては、新型インフルエンザ等対策特別措置法（特措法）があり、新型コロナパンデミックでも特措法を改正して、緊急事態宣言なりまん延防止等重点措置が発令できるようにはなった。

しかし、「新型インフルエンザ等（＝パンデミックを起こした新型ウイルス）」という名称や概念自体が、感染症法（第6条第7項）に定められたものであり、「感染症法＞特措法」の関係にある。

つまり、特措法は、感染症法の枠組みや規範の枠内でしか運用できない。だから、軽症や無症状の多い新型コロナウイルスは、病原体の「危険度」に応じて定められた感染症法上の分類ではどの分類にもピッタリと当てはまらないとしても、まずは、全数報告なり感染症指定医療機関での治療なり2類であれば取れる対策が取れるよう「2類相当」と決まった。また、すべての対策は感染症法に定められたとおり、人権の尊重を優先させて行われることになった。

ちなみに、新型コロナウイルスと同じ2類に分類される病原体には、鳥インフルエンザ、重症急性呼吸器症候群（SARS）、中東呼吸器症候群（MERS）、など重症化リスクも感染力も極めて高い、新型コロナウイルスとはかなり性質の異なる病原体が並んでいる。このことを見れば、新型コロナウイルスが2類相当となったのは危険度に応じたものではなく、便宜的な判断であり、感染症法に則って新型コロナ対策をとることがいかに小回りの利かない仕事であったかが改めて理解できるだろう。

国がワクチン非接種者を擁護する日本

日本の新型コロナ対策で独特だったことの一つに、国や自治体が、新型コロナの感染者やワクチン未接種者などに対する誹謗中傷や偏見・差別を行わないよう、多くの注意勧告を出したことがある。

法務省のウェブサイトには、アルファ株、ベータ株に続くデルタ株の大流行が落ち着いたのも束の間、オミクロン株のBA・2流行の最中の二〇二二年二月時点でも、「新型コロナウイルス感染症及びワクチンの接種に関連した誤解や偏見に基づく不当な差別は許されません」という勧告が掲載され、トップページにも、「人KENまもる君」と「人KENあゆみちゃん」というイメージキャラクターがついた「コロナ差別、許さない。人権相談は法務局で」のフラッシュが入るようになっていた。

厚労省も二〇二一年、労働当局としての立場から「新型コロナウイルスワクチンの接種を拒否したことのみを理由として解雇、雇止めを行うことは許されるものではありません」などとするQ&A形式の警告を発表し、雇用者が労働者に検査や陰性証明を求めることを「あってはならない行為」という厳しい言葉で禁止していた。

地方自治体も同様だった。ほぼすべての都道府県・市町村が、医療従事者への差別と並列に、ワクチン非接種者や新型コロナの感染者に対する差別やハラスメントを禁止する警告を出した。

特に日本に独特だったのは、行政が「ワクチンハラスメント」という新語まで使って、健康上の理由もないのにワクチンを接種しない人と健康上の理由から接種したくても接種できない人を同列に扱い、差別や誹謗中傷などから守られるべき対象であるとして擁護した点だ。

たとえば、茨城県つくば市の「【ワクチンハラスメント】ワクチンを接種しない人への差別や嫌がらせはやめましょう」と題したウェブサイトでは、「接種を望まない方」への接種強制や差別は「絶対ダメ！」としている。

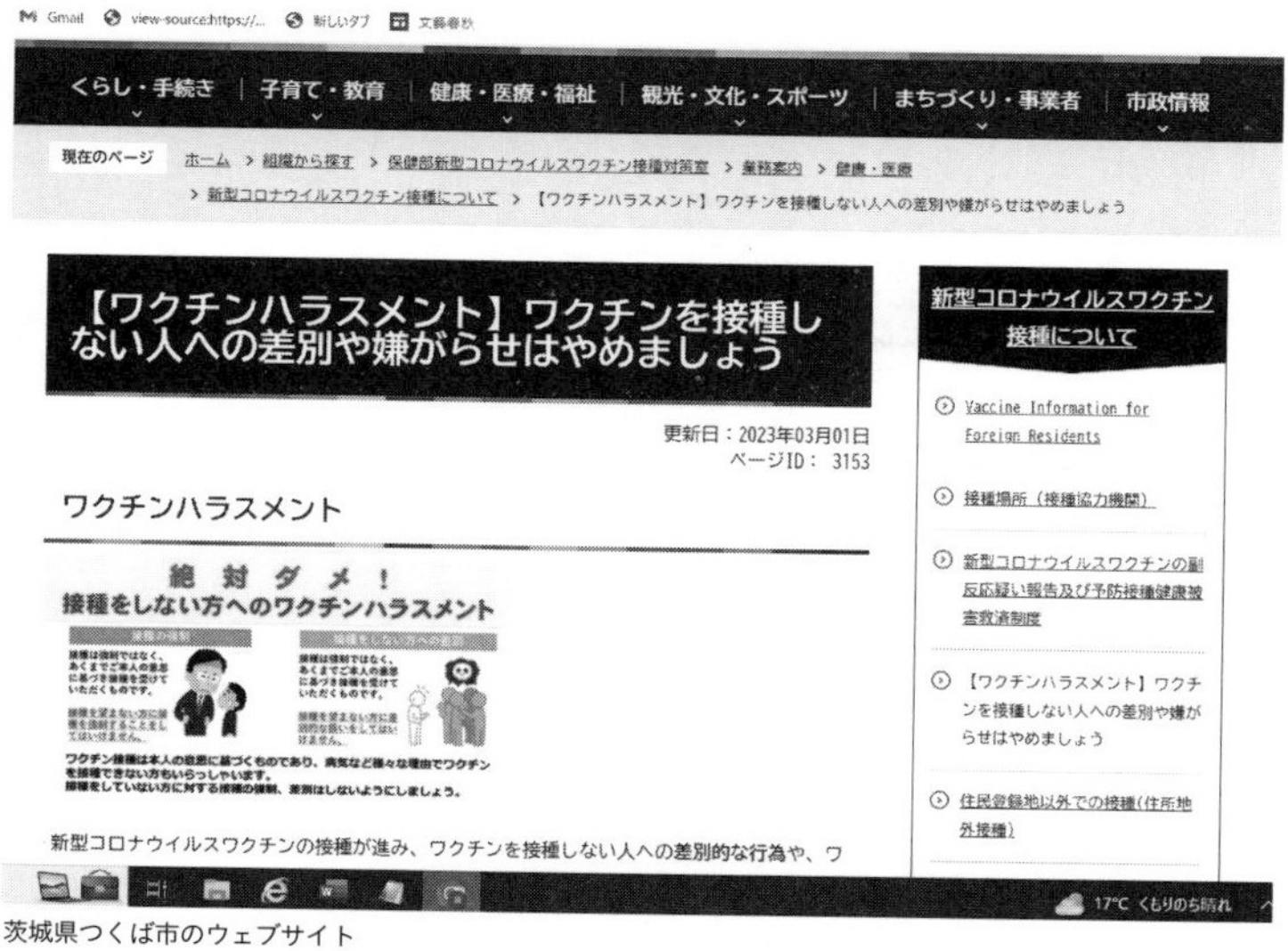

茨城県つくば市のウェブサイト

香川県さぬき市も「防ごう　ワクチンハラスメント――ワクチン接種は強制ではありません――」「していませんか？　新型コロナウイルスワクチンを接種しない人への嫌がらせ」などの標語で、健康上の理由からではなく、自由意思で接種しない人の擁護を明らかに意識したキャンペーンを行っている。

日本ではあまり認識されていないが、この手のキャンペーンを市民団体やメディアではなく、行政が声高に行った国は稀だった。

社会には、免疫不全やアレルギーなど、健康上の理由でワクチンを接種できないため、ウイルス感染に非常に脆弱な人が必ずいる。こうした弱い人たちを守るためにも、国はワクチンを接種できる人は一人でも多く接種するよう呼びかけ、集団免疫効果を上げる努力をするのが普通だ。つまり、「接種できる人」が「接種できない人」を守っていくという筋書きである。

しかし、日本では立場の異なる「接種できない人」と「接種しない人」を同列に扱い、差別から守られるべき弱者として一括りに扱った。その理由は、感染症法には、感染症のまん延を防ぐために課される行動制限は「人権を尊重した」ものとすべきだと明記されているからだ。

対照的にヨーロッパでは、医学的理由もないのにワクチンを打たない人を、国が間接的にであれ擁護することはなかった。むしろ、ワクチンを打たない人の差別にあたるとの批判を押しのけ、ワクチン接種者の行動制限だけを解除するなどの形で接種へのインセンティブを与え、接種率を上げていくことに努めた。雇用者組合や各業界団体も、職場環境の保全を理由として労働者にワクチン接種や陰性の証明を求められるよう、国に法改正を求めた。

つまり、日本とは物事の動き方がまるで逆だった。「人権の尊重」を大項目に謳う感染症法の存在は大きく、そのことが日本のコロナ対策をいかに独特なものにしていたかが分かるだろう。

その後、日本が初めてワクチン接種者と非接種者の行動制限を差別化する政策を発表したのは、オミクロン株の流行がいったんピークアウトし、パンデミック開始から二年が経過した二〇二二年三月のことだった。

あくまでも海外からの入国者や帰国者に関するものではあったが、ワクチンを三回接種している人は入国から三日目の検査で陰性であれば、一週間なり五日なりと国ごとに定められた隔離を早く切り上げてよいとするものだった。ワクチン接種者だけに入国を認めたり隔離を求めなかったりといった水際対策の緩和は、ヨーロッパ各国では二〇二一年の夏前から行われていたし、各国内でも夏以降はワクチン接種者だけに公共施設の利用を認めるなどの政策が進められていた。

しかし、ワクチン接種者と非接種者を区別する新しい入国制限策が発表された二〇二二年三月時点でも、日本の国内では、両者を区別する対策は取られなかった。ウイルスに支配された生活を合理的に解除していくことよりも、感染症法の基本理念に基づく、ウイルスによる平等な支配が優先されたためだった。

強制接種だったワクチン

パンデミック対策に関係するもう一つの法律である「予防接種法」は一九四八年、明治政府が一九〇九（明治四十二）年に定めた種痘法をもとに作られた。

終戦直後の日本は、中国大陸や朝鮮半島、東南アジアなどの外地で天然痘、発疹チフス、コレラが発生し、兵士や在留邦人がそこから続々と帰還するなか、疫病がまん延する焼け野原だった。GHQによる占領政策の喫緊の課題も、日本が台湾経営を始めた時と同じように、検疫や防疫だった。

手塚洋輔著『戦後行政の構造とディレンマ』によれば一九四六年、GHQは防疫（感染症対策）の中心にワクチン接種を据え、当時の人口（七千五百万人）の約八割にあたる六千万人をカバーする種痘の強制接種を実施した。その手法は大規模かつ効率を重視したもので、東京では町内会や職場ごとに「種痘所」を設置しただけでなく、上野、新宿、品川といった主要駅にも種痘所を設けた。新橋では、天然痘防衛のための「関所」まで設置して、銀座通りを行きかう人々を捕まえて接種したという。

新型コロナパンデミックでは日本で広く実施された職域接種や、欧米で一般的だったワクチン接種用簡易ブースのアイディアは、ここから来ているのかもしれない。

結果、一九四七年には、前年は約一万八千人いた天然痘患者が二百八十六人に激減した。

ちなみに、種痘法は戸籍や学齢簿に紐づけてワクチン接種を進める、わが国初の強制接種法でもあった。新型コロナワクチンでも、諸外国では国籍や住居地を問わず、来た人全員に接種を実施したのに対し、日本では他の定期接種ワクチンと同様、住民票に基づく接種券をわざわざ発行して接種を進めたのも、種痘法の名残だ。


ＧＨＱは一九四八年、この成功体験をもとに種痘法を改正し、十二種類のワクチンを「強制接種」とする予防接種法を制定した。戦前の日本の法定ワクチンは種痘一種類だったことを考えれば、占領地におけるアメリカの公衆衛生政策がいかにワクチンを重視したものであったのかが分かるだろう。ただし、予防接種法は、ワクチン接種により日本人の健康を守ることよりも、駐留するアメリカ兵の安全を確保し、疫病流行による社会不安を除去することを目的とした軍事色の強いものだった。

同法はワクチンを接種しなかった場合には三千円の罰則もある、強制力のある法だった。また、何よりも接種効率を重視し、小学校の体育館などを会場とした集団接種を原則としてクリニックでの個別接種は法定接種として認めなかった。接種者の安全性に関する配慮もほとんどなかった。


対照的に、新型コロナパンデミックにおける日本では、世界的なワクチン不足状態だった二〇二一年一月当初から「クリニックでの丁寧な説明」を重視し、全国約一万施設での個別接種を許した。

超低温管理の必要なファイザー製ワクチンは、六回分のとれる一バイアル（管瓶）を必要なだけ解凍して使う。一度解凍するとこれを二十四時間以内に使う必要があり、接種施設の数だけ端数分が余ってワクチンの大量廃棄を招いた。

クリニックでの接種予約は、自治体による一括管理がされていないところも多かった。そのため、なかなか予約が取れないのにキャンセルが出てもその枠を埋められないといったボトルネックが生じ、接種スピードを押し下げた。独自に集団接種のみとした自治体以外での接種は遅々としていた。

同じ頃、欧米諸国ではワクチンの廃棄を減らし、接種スピードを上げるため、イベントホールなどの大規模施設に接種を集約させていた。ドイツでもワクチンが足りなかった時期は、大規模施設での接種を原則とし、クリニックには接種希望者の少ないアストラゼネカ製ワクチンしか供給しないなど厳格な措置を取って、限られたワクチンを効率よく接種していくことに努めた。

「接種しましょう」と言えなくなった予防接種法の改正

一九九四年になると、予防接種法の大改正が行われた。背景には、一九七〇年代に入る頃から頻発していた、ワクチン接種によるものだという健康被害に対して損害賠償を求める集団訴訟が、一九九〇年代の初めに次々と決着したことがあった。

はじまりは、一九七〇年に社会問題化した「種痘（天然痘ワクチン）禍」だった。武田薬品製の種痘接種者に発疹や発熱などの副反応が起きたことを受け、当局が使用を停止したことから、この年ワクチンの安全性に対する関心が急速に高まった。朝日新聞や毎日新聞などの大手メディアもこれを積極的に報じると、全国被害者組織や予防接種事故防止推進会も結成され、被害の救済を求めるように

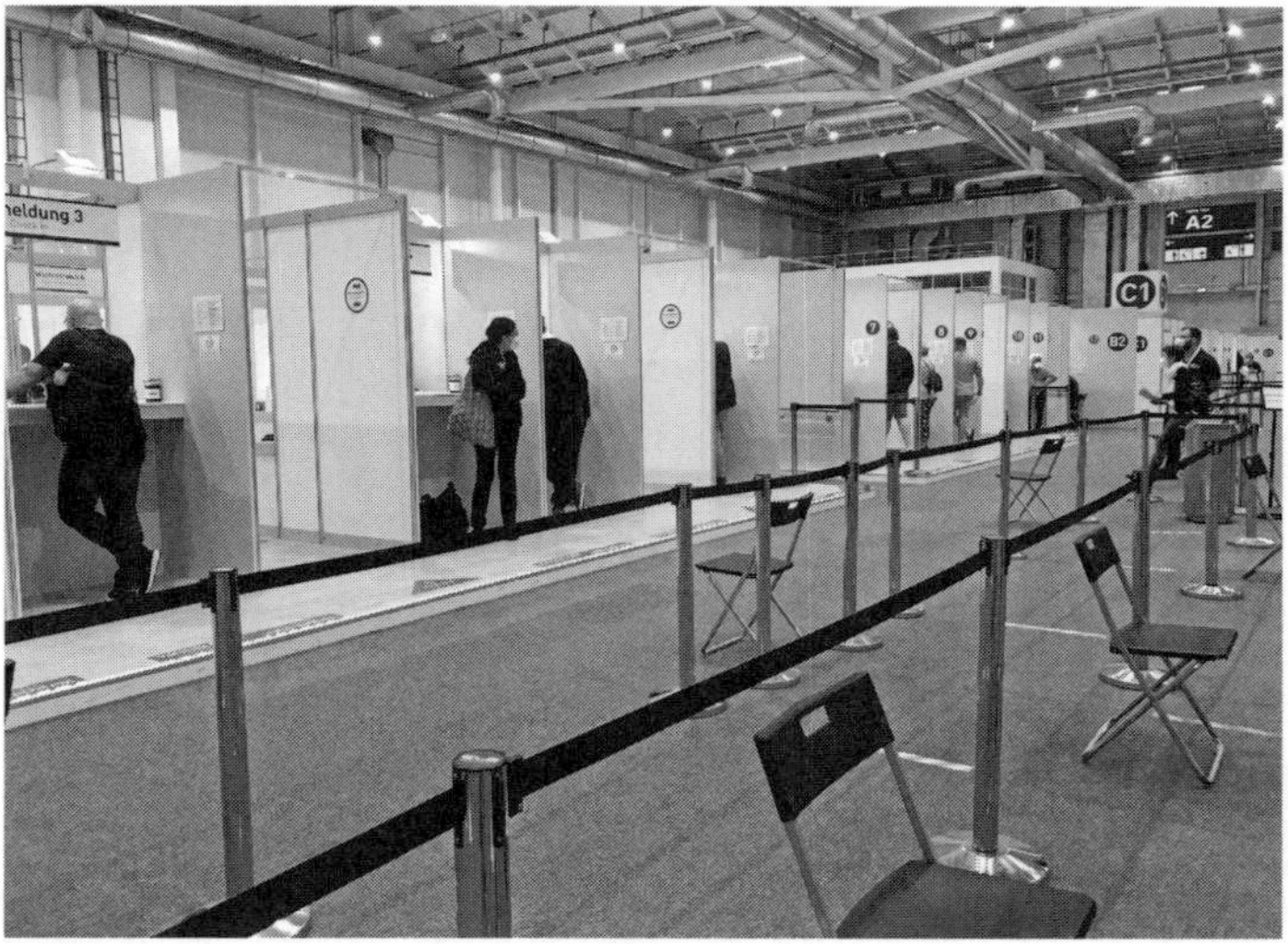

大規模接種会場となったハンブルク・メッセ（見本市）。（2020 年 8 月、筆者撮影）

なった。

「救済」は、被害に対する損害賠償ではない。ワクチン接種後に何らかの問題が生じた場合には、ワクチンとの因果関係を問わず、国が医療費や見舞金を出すという日本独自の大らかな制度である。国は、ワクチン接種後に被害を訴えている人には、理由を問わず一定の手を差し伸べることを決め、一九七六年には予防接種健康被害救済制度を創設した。

しかし、その後も救済の内容や金額が十分ではないなどといった理由で、接種医や国、ワクチン製造企業を相手取った訴訟が続いた。

その中で大きな転換点となったのは、一九六八年、生後六ヶ月の男児が咽頭炎で高熱を出した五日後に種痘の接種を受けたところ、下半身麻痺などの重篤な「副反応」が生じたとして、一九七〇年に北海道の小樽地裁で提起された裁判だった。

同裁判の争点の一つに、ワクチンを接種するにあたって医師が行う、アレルギーなどの禁忌（ワクチンを接種してはいけないと判断すべき事情）の有無を判断するための予診が十分だったかどうか、があった。地裁では、原告男児は禁忌者であったという訴えをそのまま認めたが、高裁の第二審では、男児の咽頭炎は接種時点で完治しており、男児は禁忌者に当たらなかったとして原告の訴えを棄却した。しかし、最高裁では、予診の内容や判断に関わらず、接種者にワクチンによるものという蓋然性のある重篤な症状が起きた場合にはすべて禁忌があったものとして扱う、つまり、症状とワクチンとの因果関係の証明を問わず国の賠償責任を認めるとして、高裁差し戻しを命じた。原告の逆転勝訴だった。

この判決について、前出の『戦後行政の構造とディレンマ』は、『東京予防接種禍訴訟（上巻）』（中平健吉ほか編）を引用して次のように書いている。同じ頃、東京地裁でワクチンの集団訴訟（東京訴訟）を争っていた弁護団も「予防接種によって被害が生じた場合は、禁忌があったと推定するという、画期的な判決」であり、「禁忌を推認し、禁忌を看過した医師の過失を認め、実施主体は国だから、国家賠償を認めるというもので」、ゆえに「予防接種の実施主体が国である限りは、みんな勝てると受け止められた」と評価した、と。

小樽訴訟の最高裁判決を機に、東京訴訟の原告も二十六家族から六十二家族に増えた。対象とするワクチンも種痘だけでなく、インフルエンザ・ポリオ・百日咳・日本脳炎・パラチフスなど多岐にわたるようになった。東京訴訟の判決も小樽訴訟を踏襲した内容で、控訴審で原告が全面勝訴、国は上告を断念した。ワクチン薬剤と症状の因果関係が証明されたどころか、検討されたケースでさえ、六十二家族中十五家族だけだった。

接種の実施主体である限り、国はワクチン薬剤との因果関係を問わず、重篤な症状に対する責任を免れない――。

一連の判決を受けた日本政府は一九九四年、予防接種法を大きく改定した。この改正により、ワクチンの目的は「疫病の流行を防止すること（社会防衛）」から「個人の健康を守るもの（個人防衛）」へ、ワクチン接種の「義務」は「努力義務」へと変わった。また、国の役割も「ワクチンを接種して国と国民を守ること」から、「国民にワクチンの接種機会と情報を提供し、接種を勧奨すること」へと縮小された。結果として、国はワクチンを「接種しないこと」で生じた健康被害よりも、推奨したワクチンを「接種すること」で生じた副反応への責任をより重く問われるようになった。

国がワクチン接種に対して消極的になったのも当然だった。

ワクチンに消極的な日本の国の専門家

二〇二〇年十二月二十一日、欧州連合（ＥＵ）の当局は、独ビオンテック・米ファイザー製（以下、ファイザー製）の新型コロナワクチンを緊急承認した（アメリカでの緊急承認は十二月十一日）。完成まで最低でも二年と言われていたワクチンが、これほど短期間で使えるようになったのは奇跡というほかはなかった。十一月に相次いで発表された新型コロナワクチンの治験の中間解析データは、ファイザー製のワクチンでも、同じくｍＲＮＡワクチンを開発中だった米モデルナ製のワクチンでも九〇％以上という驚異的な有効率を示していた。

ところが――。

「少なくとも短期的には有効である可能性が高い」

二〇二〇年十二月二十一日、NHKは、国立感染症研究所インフルエンザウイルス研究センター長、長谷川秀樹氏が記者会見を開き、新型コロナワクチンについてこう述べたと報じた。

「副反応は接種後、だいぶ時間が経ってから出ることもあり、安全性も効果も慎重に見ていく必要がある」

長谷川氏がワクチンのベネフィットに触れなかったのか、NHKが引用しなかっただけなのかは分からない。待望のワクチン完成に沸いた海外とは異なり、日本ではこの朗報に専門家もメディアも消極的な反応だった。一国の保健当局、厚労省の研究所の医師が、「ワクチンを接種しましょう」という肝心のメッセージを伝えることなく、これほどまでワクチンに慎重な発言をすることは異例だった。

長谷川氏の会見の翌十二月二十二日、米国立アレルギー感染症研究所(NIAID)のアンソニー・ファウチ所長(当時)は、同月十八日に緊急承認されたばかりだったモデルナ製ワクチンを自らが接種する様子を中継で公開し、「(接種を公開したのは)わたしがこのワクチンの安全性と有効性に絶大な信頼を抱いていることの証だ」と述べた。

このワクチンはモデルナとNIAIDが共同で開発したワクチンだった。ファウチ氏は続いて、「機会がある人全員にワクチンを勧めたい。国中に予防のベールがかかるよう、このパンデミックが終わるように」と言ってガッツポーズまで決めてみせた。その姿は、ワクチンのリスクだけを強調した長谷川氏とは対照的だった。

ワクチンのニュースを扱うメディアの姿勢も日本と諸外国とでは開きがあった。二〇二一年六月、大和日英基金主催のシンポジウム「ワクチンとコミュニケーション：グローバルおよび日本の文脈から」で対談した英「エコノミスト」紙の医療部門編集者、ナターシャ・ローダー氏によれば、イギリス政府はワクチンをパンデミック前の生活に戻るための「最大の武器」と位置づけ、事前にメディアに働きかけ、キー・メッセージを国民に広げることに力を注いだ。

イギリスは、ブレグジットによりEUとは薬事当局が別になったことを活かして、ファイザー製ワクチンを早々に緊急承認し、EU諸国よりもアメリカよりも先に接種を始めていた。接種をスタートさせた二〇二〇年十二月八日、「ワクチンを接種しますか？」とメディアから訊かれたジョンソン首相（当時）は、「もちろん、自分の順番が来たら」と答えた後、「まずは母に接種させたい」と答えている。ローダー氏によれば、これは「高齢者の接種が優先される」というキー・メッセージを拡散するために、周到に準備された演出だったそうだ。

ローダー氏によれば、同じ日にメディアが掲載した、「世界で一回目」となる新型コロナワクチンを接種した時のものだという、車椅子に乗った九十歳の女性が医療スタッフの拍手を受けながら病院の廊下を進んでいく写真も、接種を終えた女性が帰るところを待ち構えて撮った報道写真ではなく、メディアとのすり合わせによる演出の下で撮影されたものだったという。言われてみれば、車椅子を囲んで立つ医療従事者の立ち位置といい、拍手をするために挙げた手の高さといい向きといい絵に描いたように絶妙で、このような場面が自然に生じ、それを正面からたまたまカメラが捉えるといった偶然は考え難かった。

対談の司会を務めた大和日英基金代表のジェイスン・ジェイムズ氏によれば、イギリスでは、日本

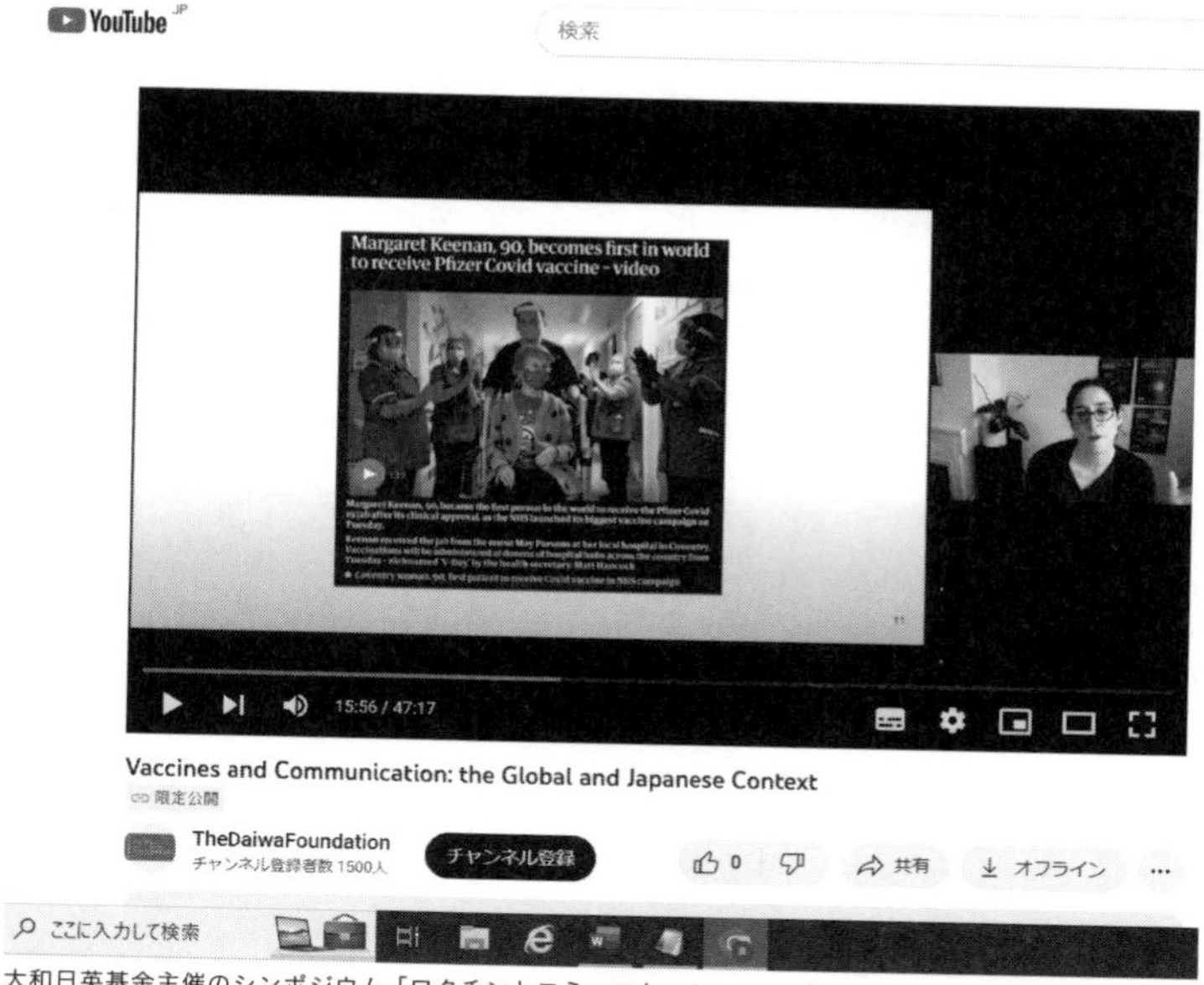

大和日英基金主催のシンポジウム「ワクチンとコミュニケーション：グローバルおよび日本の文脈から」（YouTubeより）

の公共放送ＮＨＫはイギリスの公共放送ＢＢＣよりも政府の統制が効いたメディアで、むしろ国営放送に近いと評されているという。

　となれば、ワクチン導入時、日本政府もイギリス政府のようにメディアとの間に調整を行ったのだろうか。筆者の中では、日本政府の対応を残念に思う気持ちが渦巻いていたが、対談終了後、イギリス人の参加者からは、政府の要請に基づいてワクチン推進に協力した英メディアの姿勢は、メディアの独立という観点から見て本当に正しかったのか、といった声も上がったのは興味深かった。

　何はともあれ日本では二〇二一年二月、国もワクチンに消極的ならメディアも国民もその消極性を共有しているという状況のなか、ファイザー製ワクチンが緊急承認された。しかし、同月に始まった医療従事者の先行・優先接種は、当時は医療従事者の間でも強かったワクチンの安全性に対する不安と世界的なワクチンの供給不足とで、思うようなスピードでは進まなかった。一般市民の接種が高齢者を優先に始まったのは四月、職域接種を中心に使われたモデルナ製ワクチンが承認されたのは五月だった。しかし、一般市民の接種も同じ理由で遅々としていた。

東京五輪の果たした役割

断っておくが、日本人はワクチン全般に概してアンチというわけではない。むしろ、好意的だ。

確かに、ワクチン導入前の二〇二〇年十一月と導入後の二〇二一年二月、英インペリアル・カレッジが行った新型コロナワクチンの受容度を比較した調査では、わが国における新型コロナワクチンを接種したい人の割合は世界最低の水準にとどまっていた。また、ロンドン大学の衛生熱帯医学大学院のグループがWHOの委託を受け行っている「ワクチン信頼度（vaccine confidence）」の国際調査でも、日本は世界で一、二を争う反ワクチン度の高い国という評価を何度も受けていた。

しかし、日本の麻疹ワクチンの接種率は九六％、結核を防ぐBCGは九八％、ジフテリア、百日咳、破傷風、ポリオを防ぐ四種混合に至ってはほぼ一〇〇％だ。接種勧奨が九年近く停止し、定期接種でありながら接種者がほぼゼロの状態が続いていた子宮頸がんワクチンを除けば、日本のワクチン接種率は世界最高の水準にあった。特に、自閉症が起きるとの誤解から「ワクチン接種差し控え（vaccine hesitancy）」が世界的な問題となってきた麻疹ワクチンの接種率は、イギリスを除くほぼすべての欧米諸国より高い数字となっており、二〇一五年にはＷＨＯ西太平洋地域事務局（ＷＰＲＯ）から「麻疹排除国」の指定も受けていた。

つまり、日本人は、適切な情報提供や指導があり、接種の有用性（ベネフィット）が理解できるワクチンは接種する。また、日本では、定期接種や特例臨時接種（新型コロナワクチンはこれに相当する）など公費で接種できるワクチンでも接種の義務はなく、「努力義務」しかないことを考えれば、国から積極的に接種を勧められなくても率先して接種する、と言える。

当初、日本が新型コロナワクチンに国を挙げて消極的だったことの最大の理由は、このワクチンのベネフィットどころか、必要性すら実感できなかったことだろう。欧米のようなペースで毎日人が亡くなっていれば、重篤な副反応が後から見つかる可能性はあるとしても、その必要性は理解できたはずだ。しかし、3密回避やマスクなど医薬品以外の手段だけで感染爆発を免れていた日本では、使用実績に乏しい新型コロナワクチンのリスク・ベネフィットの評価は難しかった。こうした状況は、台湾、韓国、タイ、オーストラリア、ニュージーランドなど、流行を穏やかに抑えていた他のアジア太平洋諸国でも同じで、ワクチンの導入はどこも欧米諸国から一ヶ月以上遅れだった。

状況を一転させたのは東京五輪だった。二〇二一年五月二十一日、パンデミックのため一年の延期となっていた五輪は、緊急事態宣言が出ていても開催することが決定した。世界のあらゆる場所から人が集まって「密」を作る五輪は、新しい変異株「東京五輪株」を生んでもおかしくなかった。

五輪を機にウイルスが広がることへの恐怖から、人々はワクチンに殺到するようになった。ワクチンに慎重だったメディアも、「民意に反して」五輪を強行しようとする政府の姿勢は批判し、やがて

「民意に応じて」ワクチンの接種機会を十分に提供できない政府を批判するようになった。六月に入り、免疫回避能を持つ初めての変異株であるデルタ株が急速に拡大を始めると、元も子もない話だが、今度は政府の「ワクチン頼り」を批判するようになった。

つまり、日本ではワクチンへの科学的理解やリスク・ベネフィットの評価に基づいて接種が進むようになったのではなく、五輪開催強行に対する人々の恐怖と、五輪開催を強行する政府に対するメディアの批判的な姿勢から進んだ。

首相官邸のウェブサイトによれば、東京五輪が開幕した七月二十三日までに日本では、医療従事者等（約四百八十万人）の先行・優先接種が完了し、七月末時点で八割程度の高齢者が二回接種していると〝見込まれ〟、希望する高齢者への二回接種という目標を〝概ね達成した〟と評価している。しかし、日本人全体で見ると、七月二十三日時点で接種を完了した人（当時は二回の接種）の割合は二五％に留まっていた（首相官邸「新型コロナワクチンの接種スケジュールについて」より）。

ただ、その後も接種率は急ピッチで上がり続け、八月二十三日には全体での接種率も四六％に達した。デルタ株の流行もその日をピークに収束に向かっていった。十月末、全体での接種率は七二％となり、十一月にはイギリス、アメリカ、フランス、ドイツなどを抜いて主要国中トップとなった。

すなわち日本では、国が医学的・科学的観点からワクチン接種を進める強い政策を打ち出すことなく、メディアも医学的・科学的な観点から問題提起をすることはなかったが、五輪強行のおかげで結果オーライとなった。しかし、医学や科学とは関係ないことでしかワクチン接種を進めていかれない日本のあり方は、その後、新たな災難を引き起こすこととなった。

第3章

日本産ワクチンはなぜできなかったのか

前章では、医学的・公衆衛生学的な合理性よりも人権の尊重を重視し、ワクチン接種を社会防衛ではなく個人防衛と定めるなど、著しく「個」を優先させる法体制を持つために、効率のよい新型コロナ対策がとれなくなっている日本の事情について説明した。

中でも、一九九四年の予防接種法改正により国がワクチン接種に消極的にならざるを得なくなったことから、新型コロナパンデミックでも、緊急事態宣言下で強行されることになった東京五輪を機に国民の側からワクチンを求めるようになるまでは、国がワクチン接種を積極的に進めることがなかった日本という国の特殊性について解説した。

本章では、ワクチン接種以前の問題として、日本ではなぜ肝心のワクチンが「ない」といった状況に追い込まれたのか、について考えてみたい。

WHOのパンデミック宣言から二年の経過した二〇二二年三月までに、アメリカ、イギリス、ドイツ、ロシア、中国、そして、インドの研究開発グループは新型コロナワクチンを開発し、そのワクチンが自国以外の国でも広く承認・緊急承認され、接種もされていた。台湾やキューバ、イランなども、政治的事情から自国だけ、もしくは限られた数の国の間でのみの話に留まってはいたが、国産のワクチンを承認して接種を始めていた。ところが、この時点までに新型コロナワクチンの開発に成功した日本の企業や研究所は一つもなかった。

キューバやイランまでもが、二年以内に国産ワクチンを開発したにも関わらず、日本が同じことをできなかったのはなぜか。前章までは、日本の感染症対策が国の裁量から個人の裁量に任せる方向に転換していったことについてくり返し書いてきたが、ワクチンの開発に関してはやや事情が違っていた。

日本が新型コロナワクチンを早期開発できなかった最大の理由は、逆説的なようではあるが、厚生労働省内に根強い「ワクチンは安全保障に関わるものだから、安定供給のためには国産が原則」との考えに基づき、ワクチンの開発や製造に国が一定の関与を行ってきたことにあった。

ワクチン開発を含むグローバルな創薬製薬業界が、国や産学の垣根を超え、合従連衡をくり返しながら発展していく中で、それでも変わらずに続けられてきた「国産ワクチンの〝過〟保護政策」が日本のワクチン産業を独り歩きできないほど軟弱なものにしていた。

国家を凌駕するメガファーマの圧倒的存在感

世界の創薬・製薬を牽引する「メガファーマ」と呼ばれる超巨大製薬企業は、いまや医薬品を自社で一から合成して製品化する医薬品開発業者ではない。優れた候補薬（シード）や創薬に応用可能なテクノロジーを持つバイオベンチャーがあれば国を問わず買収合併し、アカデミア（大学や研究所）とも協働しながら医薬品を開発して利益を上げる、商社のようなビジネスをしている。新型コロナワクチン開発における、米ファイザーと独バイオベンチャーのビオンテック、英アストラゼネカと英オックスフォード大学といった組み合わせがその代表例だ。

ここで言う「開発」とは、白衣を着た研究者が実験室でワクチンの薬剤を創りだすことではない。実験室でつくられたワクチンのシードを使って臨床試験（治験）を行い、そのデータをもとに薬事申請を行い、当局の薬事承認を得ることだ。承認を得て初めてワクチンは製品化され、接種できるようになる。

治験は、シードを少人数のヒトに投与して安全性と薬物動態を見る第一相、投与量や投与回数などを決めるための第二相、第二相で決めた投与量と回数に基づき、多人数のヒトで安全性と有効性を確認する第三相からなる。

シード作りから承認に至るまでの過程で、もっとも資金が必要となるのが開発だ。新型コロナワクチンのように、できるだけ短期間、かつグローバルにワクチン開発を行う必要のある場面では、ベンチャーやアカデミアにはないメガファーマの巨大な資金力とグローバルなネットワークが物を言う。

治験の実務は多くの場合、CRO（contract research organization: 医薬品開発業務受託機関）と呼ばれる民間企業にメガファーマが委託する形で行われる。そうなると、メガファーマの仕事は、開発後の製造や供給、ブランディングやマーケティングの他、関連企業の買収合併、バイオベンチャーやアカデミアとの利益配分や役割分担の調整、治験で実際にシードやプラセボ（偽薬）を投与してもらう医療施設の選定や施設への委託条件の打診、承認申請に関する薬事当局との擦り合わせや申請書類の準備など、医学や薬学とは直接関係のない交渉や仲介事がメインとなって、ますます商社と似てくる。

メガファーマの売り上げは大規模で、二〇二一年十二月決算期の時点で、前年比九五％増となった第一位の米ファイザーが八一二億八八〇〇万ドル（八兆九千二百五十四億円）、第二位のスイス・ロシュが六八七億四〇〇万ドルと、世界の大半の国の国家予算を優に超える規模となっていた。

遺伝子組み換えや細胞培養のテクノロジーを用いて「生物」から作られるワクチンは、血液製剤や抗体薬などと同じく「生物製剤（Biologics）」と言ばれ、化学合成でつくられる他の医薬品とは区別されている。中でもワクチンは主に健康な人に用いることから、安全性に関してより厳密な審査のプロセスを通過する必要がある。よって、メガファーマならどこでも短期間でワクチン開発ができるというものではなく、「ワクチンの開発経験があること」が非常に重要になってくる。

一方、メガファーマが数十億ドルの資金を投じてもなお、ワクチンの治験の約六割が失敗に終わるという分析もある。また、二〇二〇年三月時点では、アメリカのコロナ対策委員会のトップを務めた米国立アレルギー感染症研究所（ＮＩＡＩＤ）のアンソニー・ファウチ所長ですら、新型コロナワクチンの開発には「うまくいっても一年から一年半はかかる」とコメントしていた。

そういった事情を踏まえると、新型コロナワクチンを開発するメガファーマには、パンデミックをビジネスチャンスと捉え失敗を恐れない、強靭なメンタリティも必要とされた。実際、ジカ熱ワクチンでは米ウォルター・リード陸軍研究所との共同開発を試みるものの失敗し、デング熱ワクチンでは、抗体依存性増悪（ＡＤＥ）と呼ばれる重篤な副反応による死者を出して痛い目を見た仏ワクチン製造老舗サノフィは、新型コロナワクチンでは積極的な開発を行わず、ファイザー製やモデルナ製を接種した人向けの追加接種（ブースター）ワクチンとして承認申請を行うに留まった。ＡＤＥは当初、新型コロナワクチンでも強く懸念されていた。

二〇一四年に西アフリカで起きたエボラ出血熱大流行に際してワクチンの開発に参加した米国のメガファーマ、メルク（北米以外ではＭＳＤ）や英国のメガファーマ、グラクソ・スミスクライン（ＧＳＫ）は、エボラ出血熱が購買力のある先進国では広がらず、ワクチンが承認された頃にはすでに西アフリカでの流行も終わって市場は消滅していた、という憂き目にもあっていた。

つまり、新型コロナワクチンの「超短期」開発には、資金力・ネットワーク・ワクチン開発経験、および、失敗を恐れないメンタリティがそろったメガファーマと、ワクチン・シードの作製に応用できる優れたテクノロジーを持つバイオベンチャーの双方が必要だった。ちなみに、ファイザーにも新型コロナ以前には、ワクチンの承認販売実績はなかった。ただし、ファイザーは二〇〇九年、米ワクチン製造老舗のワイスを六八〇億ドル（六兆円）という製薬史上最大規模の金額で合併買収し、ワクチン・生物製剤部門を新設していた。

二〇一七年十一月発表の経済産業省の資料「バイオベンチャーの現状と課題」によれば、二〇一六年に米食品医薬品局（ＦＤＡ）が承認した生物製剤の約八割がバイオベンチャー発で開発されたものだった。

二〇一九年、同じく経済産業省発表の「伊藤レポート２・０バイオメディカル産業版」によれば、二〇一九年時点の各国のバイオメディカル産業＝ワクチンを含む生物製剤業界の時価総額は、アメリカがトップ四社のメガファーマを除いても五十八・五兆円なのに対し日本はわずか二兆円。中国の七・七兆円、前年比約四〇％減の韓国の六・三兆円と比べても格段に小さかった。

西アフリカでエボラ出血熱が流行した二〇一四年から一九年の五年間の伸び率に至っては、中国が二〇一％、韓国が四四七％、香港の伸び率は二三八三％とけた違いなのに対し、日本は七九％と勢いがなかった。この間、もともとバイオメディカル産業のパイの大きいアメリカですら一三六％の成長を遂げていた。

一方、創薬ベンチャーのすそ野の狭い日本のバイオメディカル業界に対する機関投資家の関心は薄く、日本の創薬ベンチャーには資金調達に苦労して開発を中止・延期するものも多かったという。

財団メーカーによる国産ワクチンの寡占

科学立国であるはずの日本のバイオメディカル産業、中でもワクチン業界が伸び悩んでいたのはなぜか。

答えを先に言えば、わが国では定期接種ワクチンの大半を民間企業ではなく、財団の化学及血清療法研究所（化血研、二〇一八年にKMバイオロジクス）、学校法人である北里研究所、財団である阪大微生物病研究会（微研、二〇一七年にBIKEN財団）の三組織に開発・製造させてきたからだ。

定期接種用ワクチンは毎年、自治体や医師会が必要な本数をまとめて買い上げる仕組みになっており、売り上げは安定している。入札はあるが「価格調整」があり、納入価はごく最近までどこの製品でも概ね同じだった。「価格変動も競争もない日本のワクチン市場は統制経済に基づく国家事業のようなもの」と、業界関係者も口をそろえていた。

化血研は一九四五年、熊本医科大学にあった「実験医学研究所」を母体に設立され、血液製剤を中心とした事業を展開してきた。一九八八年には新規ワクチンの開発にも手を広げ、遺伝子組み換えタンパクのテクノロジーを用いた、B型肝炎ワクチン「ビームゲン」の製造を開始。これは純国産技術で製造された遺伝子組み換え医薬品の第一号となった。遺伝子組み換えタンパクのテクノロジーは、ノババックス社製の新型コロナワクチンのほか子宮頸がんワクチンでも用いられている。二〇一一年には、マウスの脳を使った従来の日本脳炎ワクチンに代わって、安全性の高い細胞培養ワクチン「エンセバック」を発売。二〇一二年には、従来のジフテリア、百日咳、破傷風を予防する「三種混合ワクチン」に不活化ポリオワクチンを加えた「四種混合ワクチン」を発売するなど、新ワクチンの「開発業者」というよりは定期接種用ワクチンの「改良業者」として着実に歩んできた。

北里研究所は、破傷風菌の培養に成功し、後にペスト菌を発見した北里柴三郎が、ドイツ留学から帰国して間もない一八九二年、東京都港区芝公園に開設した私設の伝染病研究所に始まる。エールリッヒ（一九〇八年ノーベル賞受賞）と共に梅毒の特効薬サルバルサンをつくった秦佐八郎が副所長を務め、一八九七年には志賀潔が赤痢菌を発見するなど、ドイツ帰りの研究者を中心に世界の感染症研究をリードしていた。私立伝染病研究所は一八九九年、内務省所管の国立伝染病研究所となったのち、さらに文部省へ移管され、一九一六年には、東京帝国大学附属の伝染病研究所（伝研）となった。GHQの指示でこの伝研から分離したのが、現在の国立感染症研究所（感染研）だ。

手塩にかけた私立伝染病研究所が文部省所管となることに納得のいかなかった北里柴三郎は一九一四年、北里研究所を別に設立。一九一八年には社団法人北里研究所となり、現在では学校法人北里研究所に統合されている。しかし、北里も化血研と同じで、国産初のポリオワクチンをつくるなど黎明期には目覚ましい成果もあったが、その他の実績は三種混合ワクチンやインフルエンザワクチンなど定期接種用ワクチンの開発・製造がメインで、新しい病原体をターゲットにした新しいワクチンや新しいテクノロジーは出なかった。

戦後の混乱に紛れて数多くの民間ワクチン会社ができ、品質の悪いワクチンが出回るようになると、一九四七年には、ワクチンの品質をチェックする「国家検定」の制度ができた。この国家検定を行っていたのも、北里を母体とした感染研だった。やがて民間ワクチン会社は淘汰され、北里をはじめ事実上の国営企業だけがワクチンの製造販売を行っているという状況になるなか、「国がつくったワクチンを国が自分で検品するだけ」という国家検定の意義はほぼなくなり、ワクチンの出荷が遅れる原因にしかなっていないとの指摘を受けるようになった。パンデミックの始まった二〇二〇年、この国家検定は七十三年ぶりに大幅に簡略化されることになったが、わが国のワクチン業界が検品体制も含め、長い間、「国家事業」としか言いようのない体制をとってきたことは特記すべきだろう。

残る微研も「研究は大学の研究所（現、大阪大学微生物病研究所）が行い、その応用研究とワクチンの製造は財団が担う」というコンセプトで一九三四年に設立された財団法人だった。微研も化血研や北里と同様、定期接種で使われる基本的なワクチンの開発・製造を主な仕事としていたが、同財団が一九七四年にシードを開発し一九八六年に国内承認を得た水痘ワクチン（Ｏｋａ株）は、世界初の水痘ワクチンで、Ｏｋａ株は一九八五年、ＷＨＯにも「水痘生ワクチンの製造に適した唯一の株」と認められ、現在でも世界で広く使われている。

日本のワクチン開発テクノロジーが、一九八〇年代までは世界トップクラスだったことは特筆に値する。

しかし、九〇年代以降の日本のワクチン開発は芳しいものではなかった。背景には、業界に広がる「決まったワクチンを決まった数だけ作っていれば安泰」という、親方日の丸の発想があった。水痘ワクチン承認から二年後の一九八八年、微研は、おたふく風邪ワクチンの培養方法を無許可で変更し、十分に弱毒化されないまま出荷したことで無菌性髄膜炎（ワクチンに含まれたウイルスによって起きる脳の病気）による深刻な薬害を招いた。無菌性髄膜炎の被害者は千六百八十二人に上った。

日本のワクチン行政はますます消極的になっていった。

その間、アメリカでは、業界全体をスケールアップすることを目的に、ベンチャーやアカデミアへの官民を問わない支援が続けられ、新テクノロジーを用いたワクチンが次々に開発されるようになっていた。日本が創薬したポリオワクチンや水痘ワクチン、インフルエンザワクチンなどは、シードだけを海外の企業が持っていって開発を行い、海外産のワクチンとして販売されるようにもなっていった。逆に、海外でできたシードの開発を日本の企業が行い、グローバルに使われるようになった日本製ワクチンはひとつもなかった。

日本では、ワクチンの承認審査を行う担当官の数が少なく、審査基準も厳しいことから、申請から承認までに時間がかかることも問題だった。海外では、新しいワクチンが次々に導入もされるようになる傍ら、二〇〇〇年代に入る頃の日本は、北朝鮮と並んで導入されているワクチンの少ない「ワクチン後進国」になっていた。たとえば、一九八七年にアメリカで開発・承認され、数年のうちに世界に普及した小児の髄膜炎を予防するヒブワクチンは、日本では二十年後の二〇〇七年まで承認されなかった。

先述のとおり、日本政府が半官半民の特定メーカーにワクチン業界を寡占させてきたのは、「ワクチンは国家の安全保障に関わるものだから国産が原則」との考えに基づいてのことだった。確かに、国の安全保障に関わる物資は国産、正確には、「国産できるようにしておく」ことの必要性は大いにある。パンデミック開始当初、中国産マスクに頼っていた世界が深刻なマスク不足を経験する傍らで、重症急性呼吸器症候群（ＳＡＲＳ）で痛い思いをした台湾にはマスクの国産体制を短期間で整える準備があり、ＩＴ大臣のオードリー・タン氏が「マスクマップ」を開発し、製造から流通までの問題を即座にクリアしたことについては記憶に新しいだろう。

しかし、競争にさらされることのない半官半民の企業は、国際競争力を失っていった。定期接種の入札では多少の価格のプレッシャーがあるとは言え、ライバルは皆似たような半官半民の財団メーカーで「価格調整」もある。財団メーカー御三家は、新しいワクチンの「開発者」ではなく、毎年決まったワクチンを決まった数作るだけの「製造者」という現状に甘んじるようになっていった。

ヒブワクチン、肺炎球菌ワクチン、子宮頸がんワクチン、帯状疱疹ワクチン、ロタワクチンなど九〇年代以降に日本で導入された新ワクチンは、すべて海外で開発されたワクチンだった。

化血研事件

もっとも、日本でも二〇一六年の「化血研事件」をきっかけに変化は起きていた。化血研事件とは、化血研（当時）が約四十年にわたって国の承認とは異なる方法で血液製剤を製造し、組織的な隠ぺいを図っていたことが発覚した事件だ。この事件による化血研の業務停止処分は、日本では化血研でしか製造していなかったＢ型肝炎ワクチンの不足を招いた。「安定供給のため国産」という保護政策は、皮肉にも「ワントラブルで供給不足」という状況を生んだ。実際の健康被害こそなかったが、財団メーカーの体質は微研のおたふく風邪ワクチン禍から何も変わっていないとして、界隈には大きな衝撃が走った。

二〇一六年一月、化血研のその後を話し合うために結成された「ワクチン・血液製剤産業タスクフォース」第一回の出席者リストには、塩崎恭久《やすひさ》厚生労働大臣（当時）のほか、後に「新型コロナウイルス感染症対策専門家会議」の副座長となる尾身茂氏や、WHOのテドロス事務局長の上級顧問となり、「国民全員PCR検査」を提唱して尾身氏らと対立した渋谷健司氏も名を連ねた。同年十月、タスクフォースは「ワクチンは国産が原則」という従来の考えを覆し、「ワクチンは公衆衛生および国家安全保障の根幹であることから、国内ワクチンメーカーは、これまでの護送船団方式から脱却し、新規ワクチンの研究開発力や国際競争力を十分に持つ規模・形態・組織能力を確保することが必要である」とする提言をまとめた。化血研は解体された。


しかし、新型コロナワクチン開発競争が始まったパンデミック元年の二〇二〇年、日本の開発グループに対するメガファーマからの協働オファーや機関投資家からの目ぼしい投資はなかった。

日本はワクチンの開発力だけでなく、新型ウイルスに対する新ワクチンの早期開発につながるようなバイオテクノロジーも持たなくなっていたのだ。

第4章

世界のワクチン開発競争

ワクチンを国家事業としたアメリカ

広がるだけ広がり、亡くなるだけの人が亡くなって終わった過去のパンデミックとは異なり、新型コロナウイルスパンデミックは、ワクチンで収束させる人類史上初のパンデミックだ。世界は、パンデミックが始まった瞬間からワクチンがゲームチェンジャーとなることを、出口は「ワクチン一択」であることを意識していた。

アメリカや中国など世界の軍事大国は、感染症の問題を国防に関わる重要課題と位置づけている。ベトナム戦争で化学兵器を使用したアメリカは、二〇〇一年の炭疽菌テロ事件を機に自国のバイオセキュリティ対策を強化した。二〇〇三年のＳＡＲＳを機に感染症対策を国防の柱の一つに加えた中国は、二〇一四年の西アフリカ・エボラ出血熱アウトブレイクでは現地に軍隊や医療団を送り込み、支援を受ける側から施す側へと変化した姿を世界にアピールした。世界の大国にとって、ワクチンや医薬品はウイルスと闘うための武器であり、ワクチンや治療薬の確保は、軍事兵器の調達に匹敵するナショナル・マターだ。

各国は新型コロナワクチンの確保に動いた。第一に、自国の有望企業や研究グループを支援して、国産ワクチンの開発を目指す。同時に、優先供給を受けられるよう、海外の企業や研究所にも広く支援を行う。海外にまで手広く支援したのは、自国のワクチンが真っ先にものになるかどうかはもとより、最終的にものになるのかどうかの判断も誰にもできなかったからだ。

アメリカ政府は、新型コロナウイルスとの戦争においても「武器」となるワクチンを重視し、アメリカ国民に優先的に投与することを目指した。

その中で立ち上がったのが、二〇二〇年三月二十七日、米保健福祉省の生物医学先端研究開発局（BARDA）を通じ官民を問わないワクチン開発グループに投資することで、一日でも早い新型コロナワクチンの開発を目指す「ワープスピード作戦（Operation Warp Speed）」だった。

ワープスピード作戦はCDCから国防総省までを横断する国家的プロジェクト（＝国家事業）で、二〇二一年一月までにアメリカ国民への接種を始めることを目標とし、実際にもこの目標を達成した。BARDAは立ち上げに日本円にして一兆円余り（一〇〇億ドル）を、二〇二〇年秋までに二兆円弱（一八〇億ドル）を投じた。

ワープスピード作戦は、モデルナ／米保健福祉省、ジョンソン＆ジョンソン、ノババックスといった世界各国でワクチン承認に至ったアメリカのワクチン開発グループだけでなく、アメリカでは非承認となった英アストラゼネカ／オックスフォード大学、開発を途中で断念した米メルク／国際エイズワクチン推進構想（IAVI）、仏サノフィ／英グラクソ・スミスクライン（GSK）など、アメリカ国外の企業や大学、非営利団体にも投資した。無駄を覚悟の上、投資した開発のうち一つでもうまくいけばよしとする気前のよいプロジェクトではあったが、ワクチンが完成した暁にはアメリカに優先的に供給することを条件としていた。

興味深いのは、米保健福祉省が協力を求めたのが、モデルナという二〇一〇年創業の医薬品製造販売実績のないバイオベンチャーだったことだ。

旧社名「ModeRNA Therapeutics（モデルナ・セラピューティクス）」の英語表記が示すとおりモデルナは、生物のRNAに書き込まれた遺伝情報を細胞に伝え、ウイルスを攻撃する抗体、老廃物を飲み込む酵素、心筋を修復する成長因子など病気の予防や治療に役立つタンパク質をヒトの体に合成させる「メッセンジャーRNA（mRNA）」のテクノロジーに特化したバイオベンチャーだった。

モデルナは従来のバイオベンチャーとは異なり、同テクノロジーの研究開発状況について詳細を学術誌に公表しない、少し変わった企業だった。こうしたモデルナの姿勢に対し、アカデミアからは「サイエンスの進歩を妨げている」といった批判も出ていたが、モデルナは引き続き論文発表は行わず、開発したテクノロジーの特許登録だけをひたすら続けていた。

しかし、特許内容から同社のテクノロジーの素晴らしさをかぎつけた英メガファーマ、アストラゼネカは、二〇一三年三月、モデルナと二億四〇〇〇万ドルで事業提携することを発表した。当初両社は、何の医薬品開発で事業提携したのかすら公表していなかった。同じ年、モデルナは米国防総省の国防高等研究計画局（DARPA）から、「既存および新興の病原体および生物学的な脅威に対する抗体を速やかに作製するmRNAテクノロジーの開発」を目的として二五〇〇万ドルの資金提供を受けた。

二〇一五年、モデルナは米メガファーマ、メルクとも提携。二〇一六年にはジカ熱ワクチンの研究開発資金として、BARDAから一億二五〇〇万ドルを受け取った。

二〇一八年、モデルナ・セラピューティクスは、モデルナと社名を変えて上場。これはバイオベンチャーの株主公開としてはNASDAQ史上最大となり、六億二一〇〇万ドルを調達した。

アメリカがワープスピード作戦を成功させた過程は、ブレンダン・ボーレル著『The First Shots: The Epic Rivalries and Heroic Science Behind the Race to the Coronavirus Vaccine（はじめ

ての接種：コロナワクチン競争における壮絶なライバル関係と英雄的サイエンス）』に詳しい。

この本で印象的なのは、アメリカではパンデミック以前からワクチンが大変に重視されていたこと、そして、役人も疾病予防管理センター（米ＣＤＣ）や国立アレルギー感染症研究所（ＮＩＡＩＤ）など国立の研究所の研究者も、ワクチン開発に向けて驚くほど迅速に決断し、行動したことだ。

『The First Shots』によれば、中国が武漢で発生していた原因不明肺炎についてＷＨＯに報告を上げたのは、二〇一九年も終わろうという十二月三十一日だった。パンデミックのリスクを察知した米保健福祉省は、一月に入るとすぐ中国ＣＤＣのトップ高福氏に新型ウイルスの遺伝子情報をもらえないか打診した。ワクチンを開発するためである。

高福氏から返事はもらえなかったが、二〇二〇年一月十日、新型コロナウイルスの遺伝子配列はウェブ上のウイルスの遺伝子情報アーカイブ「Virological.org」に公開され、世界の誰もがアクセスできるようになった。米保健福祉省はその公開情報をもとに、すぐさまシード作りに着手した。しかし、ウイルスが宿主の細胞にとりつく時に使う「スパイクタンパク」と呼ばれる突起部分を実際に〝つくる〟ことは難しく、シード作りは思うようには進まなかった。保健福祉省はジカ熱流行（二〇一五年－一六年）の際、サルを用いた動物実験でワクチン・シードが驚異的な結果を示したモデルナ社と、新型コロナワクチンの開発でも提携することを決めた。一月十五日、モデルナは新型コロナワクチンのシードのデザイン（設計）に着手した。

アメリカで初めての新型コロナの感染者が確認されたのはそれから五日後の一月二十日だったが、モデルナはそれまでにワクチン・シードの試験的ロットを作製し終えていたという。モデルナは個人にカスタマイズされたがん治療薬の会社で、小型のロットを短期間で製造する設備を持っていた。

一月二十三日、NIAID所長のアンソニー・ファウチ氏（当時）、ウイルス学者で米CDC前所長のロバート・レッドフィールド氏、空軍医で保健福祉省の重職を務めたロバート・カドレック氏の三人は、上院議員に向けて早速モデルナとのワクチンの共同開発に関するブリーフィングを行った。

つまり、アメリカは、原因不明の「武漢肺炎」発生の一報を聞いた時から、国も企業もワクチン開発に向けて動き出し、国内で初めての感染者が確認された時にはすでにワクチン・シードの実物を持っていた。

上院議員へのブリーフィングを行った一人、レッドフィールド氏はファウチ氏と同様、HIV・エイズの分野で活躍してきた人物で、九〇年代には米ウォルター・リード陸軍医療センターでエイズワクチンの治験を統括した。カドレック氏はトランプ政権の大半の期間にあたる二〇一七年八月から二〇二一年一月まで米保健福祉省の「事前準備・対応次官補局（ASPR）」という曖昧な名称で呼ばれる、核攻撃やバイオテロを含む、医療上のオールハザードに対応する中枢のトップだった。

このブリーフィングの時、カドレック氏は、新型ウイルスの起源は自然変異である可能性が高いが、研究所漏洩の可能性もあり、「新型ウイルスは、生物兵器である可能性があり、次の生物兵器となる可能性もある」と語ったという。二〇一九年、ASPRは中国からパンデミックが来たことを想定した「クリムゾン・コンテイジョン」というコードネームで呼ばれた訓練を行った。同シナリオによれば一億一千万人が感染し、七百七十万人が入院、五十八万六千人が死亡する可能性があり、それを防ぐためにはワクチン開発費を含め、通常予算に加えて百億ドル以上の追加資金が必要であるとも語っていた。百億ドルとは、ワープスピード作戦立ち上げ時の投資額そのものだった。

『The First Shots』は二〇二一年七月、ワーナー系列の米HBOが同書の著作権を買い取り、TVドラマ化もされた。進行中のパンデミックをエンターテイメントにしてしまうあたりは、大戦中、アメリカがプロパガンダものも含め戦争映画をたくさん作ったことを彷彿させた。アメリカにとってパンデミックは「戦争」なのだ。

一時は世界最大シェアだった中国製ワクチン

ワクチン開発が国家事業としての性格を強く持っていた国はアメリカ以外にもある。中国とロシアだ。

中国はSARSの経験と、外資系メガファーマで経験を積み中国にもどって起業した、通称「ウミガメ族」と呼ばれる医師らの活躍により、この十年でワクチン開発力を飛躍的に向上させたと言われていた。

中国の主力ワクチンは、二〇〇九年創業の天津に本拠地を持つ「カンシノ」が中国人民解放軍軍事科学院と共同で開発するベクターワクチンのAd5‐nCoVと、北京に本社を持つ生物製剤製造企業「シノバック」が開発する古典的な不活化ワクチンのコロナバック、そして、一九九八年設立の中国国営企業である「シノファーム」と武漢生物製品研究所とが開発する同じく不活化ワクチンのBBIBP‐CorVだった。

ベクターワクチンとは、英アストラゼネカ製やロシア製スプートニクVなど別の新型コロナワクチンにも用いられた新テクノロジーで、新型コロナウイルスのスパイクタンパクの遺伝情報を、遺伝子改変したアデノウイルスなど新型コロナとは別のウイルスに組み込み、そのウイルスをあえてヒトに感染させることで新型コロナに対する抗体を作らせるワクチンである。

過去にも人民解放軍との共同開発でエボラ出血熱ワクチン（中国のみで承認）を緊急開発した実績のあるカンシノのベクターワクチンは、二〇二〇年四月、人民解放軍の兵士五百人を対象として世界初の第二相試験に入り、六月には兵士を対象に一年に限っての使用を承認した。第一相、第二相の結果が七月までに有名医学誌「ランセット」に発表されると中国政府は、治験の最終段階、第三相試験は始まったばかりでデータはなかったが、八月には中国初の新型コロナワクチンとして同ワクチンを緊急承認した。

早くも二〇二〇年一月から、第一相、第二相試験を始めていたシノバックは七月、同じく「ランセット」誌に、コロナバックを接種した人の九七％にウイルスを無毒化する中和抗体が生成されたという第二相の好成績を発表した。こちらもブラジルやトルコなどの第三相が七月に開始したばかりだったが、八月、中国政府は同ワクチンも緊急承認した。

カンシノ製の有効率は六五・二％、シノバック製の有効率はトルコで八三・五％、ブラジルは五〇・六五％とブレがあり、いずれにせよ、どちらもファイザー製やモデルナ製ワクチンの有効率には劣っていた。二〇二〇年十二月三十日、中国政府は当局発表とメディア情報しかなく、効果も安全性も危ぶまれていたシノファームのワクチンも承認した。当局発表による有効率は七九％と、他二つのワクチンと似たようなものだった。

ＷＨＯは、各国の薬事承認とは別にワクチンを独自に承認し、推奨する制度を持っているが、中国政府の熱心なロビー活動の成果もあり、いずれの中国製ワクチンも二〇二一年の初めまでにWHOの承認と推奨を受けた。また、いずれもWHOがイニシアティブをとる、世界にワクチンを平等に分配するためのプログラム「コヴァックス（COVAX）」でも速やかに用いられるようになった。そのため、ファイザー製やモデルナ製ワクチンの接種が遅れて始まり、その後、デルタ株の流行が始まって中国製ワクチンは効かないという話になった二〇二一年夏頃までは、世界で接種されているワクチンの大半が中国製ワクチンという状況にあった。

世界初の新型コロナワクチンはロシア製

ロシアは、ソ連が一九五七年に世界で初めて打ち上げに成功した人工衛星の名を冠したベクターワクチン「スプートニクV」の開発を進めていた。「V」は新型コロナとの戦争に打ち勝つという意味を込めた、「Victory（英語で勝利、の意）」の頭文字だ。スプートニクVの開発は、生物兵器の開発競争にしのぎを削った冷戦期以降、目ぼしい科学的成果がなかったロシアの鳴り物入り国家プロジェクトだった。

第二相開始から二ヶ月後の二〇二〇年八月、ロシア政府は同ワクチンを、根拠となるデータを公表することのないまま「世界初の新型コロナワクチン」として承認した。同じ日、中国もカンシノのベクターワクチンを緊急承認した。

十一月十三日、スプートニクVの有効率が「九二%」だったとの発表があった。ファイザーが「九〇%超」とする第三相の中間解析データを正式に発表した二日後のことだった。筆者はこのことを

「ランセット」誌の編集長、リチャード・ホートン氏のツイッターで知ったが、スプートニクVの公式サイトに発表されたリリースを読むと、九二％といっても治験参加者のうちたった二十人の感染者が出た段階でのデータで、緊急承認の根拠とするデータとしては不十分という点で中国製ワクチンと同じだった。

とは言え、実はファイザーにも当初、たった三十人足らずの感染者が出た段階で緊急承認申請を予定しているとの発表があった。

各国の当局は、パンデミックという緊急事態を鑑み、緊急承認申請を行うために必要な感染者の人数については特に定めないとしていた。しかし、この時ファイザーは緊急時とは言えあまりにもデータが小さすぎるのではないかとの批判を浴び、またモデルナも同じくらいの感染者は出ていたが緊急承認申請はしないとしたことなどから、いったん申請を見送ることにした。ファイザーは結局、十一月十一日、感染者が九十六人に達した段階での「有効率九〇％超」との中間解析データをもとに緊急承認申請を行った。モデルナはファイザーから五日遅れの十一月十六日、九十人の感染者に基づく九四・五％との有効率をもとに、承認申請を行った。

中国とロシアのワクチン外交

関係国に生煮えの自国製ワクチンの承認を促し、有償・無償での提供を始めた中国とロシアの「ワクチン外交」は世界の耳目を集めた。ここまでは、中国もロシアも同じように、信頼性が高いとは言えないデータをもとにワクチンを独自に承認し、世界にばら撒いているといった印象だった。

しかし、二〇二一年になって状況は一変した。二月二日、ロシアはスプートニクVの第三相のデータを「ランセット」誌に発表した。二〇二〇年十一月のリリースとは異なり、約二万二千人を対象として行った治験から「九一・六%」という高い有効率が得られたとするもので、治験の規模、手法、有効率のどれをとってもファイザーやモデルナのワクチンの治験データと遜色がなかった。有効率に至っては、同じベクターワクチンの英アストラゼネカ製ワクチンにも勝っていた。ベクターワクチンで特に懸念されていた、「ベクター(運び屋)」と呼ばれる、人体に無害に改変したウイルスに対するアレルギー反応を防ぐため、一回目の接種と二回目の接種で用いるベクターに別の型のウイルスを用いるなど、アストラゼネカ製にはない安全性への配慮もされていた。

スプートニクVへの評価はランセット論文を境に、中国製ワクチンとは一線を画するものに変わった。ハンガリーは一月末、EUの薬事当局EMAの承認を待たず、中国製ワクチンと共にスプートニクVを承認して接種を開始した。チェコとスロバキアもハンガリーに追随して接種を開始した。二〇二一年三月四日、EMAは同ワクチンの承認審査を開始した(結局、欧州では非承認)。

ロシアのワクチン開発の基礎体力は、ソ連崩壊によるサイエンス関連予算の大幅削減、生物兵器開発のための研究施設「バイオプレパラート」の相次ぐ閉鎖などにより、確実に低下していたはずだった。にも関わらずロシアが、その名のとおり人工衛星スプートニク以来の快挙となるワクチンの開発に成功したのはなぜなのか。

欧米のワクチン開発の物語は、いくつもの記事や書籍で公開されているが、ロシアの物語を語る人は今のところいない。しかし、ソ連崩壊後、アメリカに亡命した科学者たちが冷戦期のソ連の生物兵器開発について後から語ったように、いつか誰かが口を開く日が来るに違いない。

その後、中国製とロシア製のワクチンはどうなったのか。

デルタ株が流行を始めた二〇二一年夏までに、中国のワクチンを導入した多くの国では感染者が増大した。中国のワクチンは効かない、特にデルタ株にはまったく役に立たないとして中国製ワクチンを接種した多くの国がファイザー製やモデルナ製、あるいはアストラゼネカ製のワクチンの追加接種を急いだ。それまでは、異なるメーカーやメカニズムのワクチンを組み合わせて接種する「交差接種」は一般的ではなかったが、当時、世界でもっとも接種されていた中国製のワクチンが無効である、という話になったことをきっかけに一気に一般化した。

一方のスプートニクVは、ロシアがＷＨＯによる製造工場の視察を二年以上拒否し続けた挙句、ウクライナへの軍事侵攻を始めたため、ＷＨＯの承認は得られなかった。ＥＵやアメリカ、日本などの薬事当局も結局、中国製やロシア製のワクチンを承認することはなかった。

【コラム2】「交差接種」の衝撃

ワクチン接種の基本は、「初期接種（プライミング）＋追加接種（ブースター）」だ。

初期接種とは、一回もしくは二回の接種で、標的とするウイルスについての基本的な情報を送り込み、これが体内に侵入してきたら攻撃を行うよう免疫系を「初期化」することである。しばらくしてから、もう一度ワクチンを接種して情報を送り、初期接種の記憶を「ブースト（賦活）」

してやる。これが追加接種だ。

人間の免疫も人間の記憶と同じで、一回情報を与えられただけでは定着しない。また、時間が経てば少しずつ薄れていく。だから、二度三度とワクチンを追加で接種し、標的ウイルスについての記憶を更新してやる必要がある。

新型コロナパンデミックをきっかけとした交差接種の普及は、ワクチンの歴史における革命的事件だった。自社製ワクチンをできるだけたくさん使ってほしいすべてのワクチン製造業者の治験は、自社のワクチンだけを二回、三回と用いるスケジュールでしか行われることがない。また、無料で自社のワクチンを提供するなど、他社のワクチンとの交差接種の治験に進んで協力することはない。医者や市民から「他社のワクチンと交差接種してもいいですか?」といった問い合わせが来ても、「うちには自社製品だけを最後まで接種したデータしかありません。もし交差接種したいのであれば自己責任でお願いします」と突き返すだけだ。

そのため、交差接種のデータはパンデミック以前にはほとんど存在せず、交差接種についての一般的なことで、はっきりと分かっていることもなかった。

ただ、経験的に知られていたことはあった。エボラ出血熱のワクチン(二〇一九年と二〇二〇年にアフリカ、欧米で承認)やＨＩＶやマラリアのワクチン(いずれも未承認)など、何度ワクチンを打っても十分な抗体のつかないワクチンの開発過程において、初回接種と追加接種で違うメカニズムのワクチンを接種してやると、同じワクチンを使い続ける場合より抗体価が上がりやすく、同じワクチンを重ねて使うと増強しやすい副反応を軽減させることが分かったのだ。

パンデミックが始まって間もない二〇二〇年五月、二種類目のワクチンが承認されたエボラ出血熱ワクチンは、一回目と二回目に別のワクチンを使って交差接種することが標準スケジュールとなった初めてのワクチンだった。

交差接種が標準となっているワクチンが無かった日本でも、欧米からかなり遅れてではあったが、新型コロナワクチンの交差接種は認められた。ファイザー製を二回接種した人が三回目以降の接種にはモデルナ製を、逆にモデルナ製を二回接種した人が三回目以降の接種にファイザー製を接種できるようになったことについてはご存じだろう。


中国製ワクチンの他にも、パンデミックを機に交差接種を一般化させたワクチンがあった。稀に起きる血栓が不安視され、承認はされたが日本ではほとんど接種されなかった、アストラゼネカ製の新型コロナワクチンである。

アストラゼネカとこのワクチンの共同開発を行っていたオックスフォード大学は、同じ新型コロナウイルスをターゲットにした別のメカニズムのワクチンが交差接種されるようになることを予見し、当初から同ワクチンと別の会社のワクチンとの交差接種の研究を行っていた。

オックスフォード大学の発表によれば、アストラゼネカ製のワクチンを一回もしくは二回接種してからファイザー製やモデルナ製などのｍＲＮＡワクチンを追加接種すると、同じファイザー製やモデルナ製を三回、四回と接種した場合より抗体価が高く、かつ持続することが分かった。

異なるワクチンを接種する順序も重要で、ｍＲＮＡワクチンを打った後でアストラゼネカ製などのベクターワクチンを接種すると、逆に、アストラゼネカ製だけ、あるいはmRNAワクチンだけを重ねて接種した場合より抗体価が上がらないことも分かった。交差接種にも接種の順序を間違えればデメリットがあること、また、mRNAワクチンのように追加接種に適したワクチンとそうではないワクチンがあることが初めて分かった。

とは言え、新型コロナワクチンの交差接種は、抗体価を上げ、副反応を減らすことを目的としてとられた戦略ではなかった。新型コロナパンデミックでは二〇二一年夏頃まで、世界的にワクチンの供給不足が問題となっていた。その状況を克服し、高齢者や医療従事者などリスクの高い人たちの接種をできるだけ早く完了することを目的に、手に入るワクチンは種類を問わず接種するためにとられた緊急の戦略だった。そのため、世界には異なるワクチンを異なる組み合わせや順序、接種間隔や接種回数で、異なる変異株の流行期に接種する人が生まれ、現在では、ワクチンの組み合わせやスケジュールごとの評価が難しい状況となっているが、どの組み合わせの交差接種も安全面での大きな問題は起こしていない。

二〇二二年末までに世界人口の約七割が一回以上の新型コロナワクチンを接種した今、開発が続けられているワクチンの多くは、他のワクチンとの交差接種を前提とした追加接種用のワクチンである。また、今後はエボラ出血熱ワクチン以外でも、あえて交差接種することを標準スケジュールとするワクチンが出てくる可能性がある。

独バイオベンチャー、ビオンテックの決断

国家による強力なイニシアティブとは別の力学によって生まれた新型コロナワクチンもある。二〇〇八年創業のドイツのバイオベンチャー、ビオンテックがつくった、日本では「ファイザー製」として知られるmRNAワクチンだ。独ビオンテックも米モデルナと同じく、mRNAのテクノロジーを使って、個人にカスタマイズされたがん治療薬をつくることを目指すバイオベンチャーだった。モデルナと同じく、開発に成功した医薬品はまだなかった。

免疫学者で医師、ビオンテックの最高経営責任者（CEO）であるウール・シャヒン氏は、開発のための資金繰りに苦労を続け、これまでにも何度となくメガファーマの買収合併の危機を乗り越えてきた。そのこともあって、当初は、金でテクノロジーをかすめとっていこうとするメガファーマを心から軽蔑していたという。

資金繰りに苦労していたのは、ビオンテックの持つテクノロジーの質の問題ではなかった。バイオベンチャーに投資する投資家やファンドの多くはアメリカが拠点で、彼らの間ではアメリカ以外のバイオベンチャーはほとんど知られていなかったからだ。また、投資家やファンドは通常、一つの新テクノロジーに対し一社にしか投資しないが、ほとんどの投資がすでにビオンテックと同じmRNAのテクノロジーに特化したモデルナに行われていたからだった。

シャヒン氏は、世界中の人にmRNAワクチンを届け、かつ投資を回収するには市場で三番手までに、つまり、世界での需要が高いうちにワクチンを世に出さなければならないと考えていた。これを

実現するには、短期間で複数の国で第三相試験を行い、各国の薬事当局の承認をとる必要がある。しかし、それだけの規模とスピードをもって治験を実施できるワクチン製造業者は世界に五つしかない。

それは、メルク、ジョンソン&ジョンソン、サノフィ、グラクソ・スミスクライン（GSK）、ファイザーの五社だった。

アメリカ政府からの潤沢な資金があったモデルナとは異なり、ビオンテックには治験を行う資金が不足していた。そこでビオンテックは、何度かの交渉決裂の後、二〇一八年にはmRNAの技術を用いたインフルエンザワクチンの開発で提携を結んでいたファイザーと交渉し、新型コロナワクチンを共同開発する契約に漕ぎつけた。製造開発はファイザーが行い、ファイザーはビオンテックにライセンス料だけを支払うとしたインフルエンザワクチンの契約とは異なり、新型コロナワクチンの方は、費用も利益も両者が五十対五十で折半するという契約だった。価格への圧力を嫌ったファイザーは、アメリカ政府の「ワープスピード作戦」による助成も拒否していた。ビオンテックとファイザーのワクチン開発計画は「ライトスピード計画」と名付けられた。

ところで、ビオンテックには、ファイザーより先に提携交渉を始めていた企業があった。中国の上海にある復星（フォースン）医薬だ。ビオンテックもちょうど、治験を短期間で終わらせるにはウイルスがもっとも流行している国で治験を実施する必要があると考えていたところ、フォースンからビオンテックの幹部にワクチンの共同開発に関する打診があった。フォースンの研究者は、がん治療薬の治験結果も含めビオンテックの技術を熟知していた。

二〇二〇年三月十六日、フォースンは、中国での治験を共同で行い、中国、澳門《マカオ》、香港、台湾の売り上げは両社が折半することを条件に、ビオンテックに一億三五〇〇万ドルを出資したと発表した。ファイザーとビオンテックが新型コロナワクチンの共同開発を行う正式契約を交わしたと発表する前日のことだった。この契約は、中国での治験はフォースンが行うが、ワクチンはビオンテックが欧州の自社工場で製造して送るという、ストレートなライセンス契約だった。

以上が、ジョー・ミラー、ウール・シャヒン、エズレム・テュレジ著『mRNAワクチンの衝撃――コロナ制圧と医療の未来』をもとにまとめた、ビオンテック・ファイザー製ワクチン誕生の経緯だ。世界がマスク不足にあえいでいた二〇二〇年初頭、新型コロナウイルスを産んだ当事国であるという事実などなかったかのように「マスク外交」を進めていた中国は、次は中国製ワクチンを開発して「ワクチン外交」を展開するものと考えられていた。だが、一方でこんな動きもあったのだ。

二〇二〇年十二月十五日、フォースンはファイザーとの間にワクチン一億回分を中国に運ぶ契約を交わし、すでに半分の五千万回分、金額にして二億五〇〇〇万ユーロの支払いを済ませたと発表した。ところが、その後、中国政府は中国産のワクチンの承認と接種を優先させ、ファイザー・ビオンテック製を含む外国製ワクチンは治験が終わっても承認しようとしなかった。ファイザー・ビオンテック製ワクチン二万回分が初めて中国に送られたのは、三年近くに及んだ中国のゼロコロナ政策が終わり、中国で再び「感染爆発」が始まった二〇二二年十二月になってからのことで、あくまでも中国国内に住む外国人を対象としての使用が認められた形となった。

第5章

スタート地点に立っていなかった ワクチン獲得競争

日本は蚊帳の外、欧州はビオンテックに融資

日本はこうしたワクチン開発競争の蚊帳の外にいた。しかし、二〇二〇年七月、日本政府はファイザーとの間に、ワクチンが日本で承認され次第ワクチンの供給を受ける契約を結んだと発表した。外国製ワクチンの獲得に乗り出したのだ。

翌八月に発表されたビオンテックの第2四半期報告書にも、イギリス、アメリカ、カナダの三カ国と並んで、確かに「日本、一億二千万回分の契約」の記載があった。

問題はこの後だった。

二〇二〇年六月、欧州投資銀行は治験とEU域内での製造工場建設のための費用として、独ビオンテックに一億ユーロの貸し付けを行っていた。もちろん、一日でも早くEUの市民にワクチンを届けるためである。

八月、まずカナダがビオンテック・ファイザー製ワクチンを二千万回分発注したとの報道があった。九月にはドイツが、EUの共同購入枠とは別に三千万回分を発注したことを発表した。同時にドイツは、ドイツ連邦教育研究省（BMBF）から研究開発費として三億七五〇〇万ユーロを、欧州投資銀行からの貸し付けとは別に供与すると発表した（BMBFはこの時、ビオンテックと同じmRNAワクチンの開発を行うキュアバックにも二億五二〇〇万ユーロ、ベクターワクチンの開発を行うIDTビオロギカにも一億一五〇〇万ユーロを供与した）。そして、十一月五日、今度はオーストリアが一千万回

分を発注したとの発表があった。

注目したいのは、各国のワクチンの発注や工場建設の助成が、すべてビオンテック・ファイザーが「有効率、九〇％超」という画期的な第三相試験（治験の最終段階）の中間解析データを発表する〝以前〟のできごとだった点だ。ビオンテック・ファイザーが中間解析の結果を速報したのは十一月九日、公式発表が十一日、EUの薬事当局EMAへの緊急承認申請は二十日だった。

新型コロナワクチンの開発が未曾有のスピードで実現し、緊急承認前から発注がかかったことの背景には、EMAや米FDAをはじめとする世界中の薬事当局が通常であれば申請に必要なデータが全部そろってから承認審査を始めるところ、承認申請に必要な個別のデータが上がり次第、随時審査を行う「ローリングレビュー」を採用していたことがあった。

ローリングレビューとは、こんな状況を想像してもらえばいい。

ファイザーをはじめとする各社は、治験を始める前から治験のデザインや規模について当局と相談し、データが集まり出した早い段階から「まだ小規模ですが、こんなにいいデータが集まってきました」「こういうデータをあとどのくらい集めれば承認してもらえるでしょうか」といった具合に、各国の薬事当局の担当官にデータを見せ、内諾をもらいながら治験を進めていたのだ。

裏を返せば、各国の薬事当局はファイザーだけなく、その国で承認を希望する全ワクチン開発企業の生データを承認申請よりかなり前の段階から見ていた。言ってしまえば、「このワクチンはいけそうだ」「こちらは思ったほどではない」「これはこのくらいの時期に（緊急）承認できるだろう」と分かっていたからこそ、各国政府は承認申請前からビオンテック・ファイザー製ワクチンの発注をかけたのだ。ＥＵもビオンテック・ファイザー製が緊急承認された十二月二十一日ではなく、中間解析データが正式発表された十一月十一日には三億回分を初回発注している。

河野太郎氏、ワクチン担当大臣抜擢の英断

つまり、ワクチン確保（獲得）のために各国は、①優先供給を得られるよう「開発費を助成」する、②購入量と価格に関する「契約を交わす」、③代金の一部を支払い、承認前から「注文を確定」する、④製造工場を国内（域内）につくる、という四段階の努力を行っていた。

ところが、各国政府が開発費の助成で恩を売り、前金も納めた上で「買うから承認する」という体で動いていたところ、助成金も前金も出さずに「承認したら買う」という体でいた日本は、予約はもらったが、いつまでも商品を買いに来ない客の扱いになっていた。

二〇二一年一月十八日、「ファイザーとの契約上の重要な問題」に気づいたという菅義偉首相（当時）は、一億二千万回分のワクチンが確保できていなかったことを発表し、河野太郎行政改革担当大臣を新型コロナウイルスワクチン接種担当大臣に任命することを発表した。

「重大な問題」の内容についての正式な発表はなかったが、ファイザー側としては、基本契約はしたが、個別契約（個々の取引についての契約）はしていないという認識だったと聞く。抜かりの多い厚生労働省にしびれを切らした面もあったのかもしれないが、外務大臣や防衛大臣を歴任してきた河野氏の抜擢は、ワクチンは医療の問題にとどまらず「安全保障に関わる問題である」との認識を新たにした英断と受け取れた。

続く一月二十八日、日本政府は、まだ治験中のアストラゼネカ製ワクチンの製造工場を兵庫県に置き、九千万回分（四千五百万人分）を国内製造すると発表した。同社のワクチンは、稀に起きる血栓の副反応への懸念が強く、結局日本ではほとんど接種されることがなかったが、当初の世界的ワクチン不足の中、「製造拠点を国内につくる」というワクチン確保のための最終ステップを、承認申請前から実現させたことは大きかった。余ったアストラゼネカ製ワクチンは、中国の妨害にあってワクチンの確保に苦しんでいた台湾に供与された。

個人情報でワクチンを買ったイスラエル

ワクチン獲得競争において、もっとも大胆な行動に出たのはイスラエルだった。ファイザーの中間解析データ発表から五日後の二〇二〇年十一月十三日、ファイザーとの契約先として名前だけは挙がっていたイスラエルが突如として八百万回分のワクチンをファイザーに発注したと発表した。同国の総人口は九百万人。ほぼ全員の初回接種分、一人二回の接種を原則とすれば人口の約半分をカバーする数量である。十五日、ロイター通信の取材に答える形でイスラエルは、①欧米諸国より四〇％ほど高い一回二八ドルでワクチンを購入したこと（米一九・五ドル、EU一二ユーロ）、②三五〇〇万ドルをあらかじめ納入し第一便のワクチンを受け取った後、さらに二億二〇〇〇万ドルを支払うこと、③ファイザーは二〇二一年の間、毎月ワクチンを定期的に供給することを約束したと発表した。当時、イスラエル各紙は「ファイザーとの契約は供給を確約するものではなく、接種が本格化するのは二〇二一年四月以降である」としていた。

ところが、実際にイスラエルでファイザー製ワクチンの接種が始まったのは二〇二〇年十二月十九日だった。イギリスに遅れること十一日、EUより四日早い接種開始だった。前述のように、イギリスは十二月二日、ブレグジットを活かし、EUより先にファイザー製の新型コロナワクチンを承認。八日には世界に先駆けて接種を開始していた。

年が明けた二〇二一年一月十八日、世界はイスラエル保健省がウェブ公開したファイザーとの契約文書に驚かされることになる。そこには、通常の契約書ではあまり目にすることのない、「あるプロジェクト」についての記載があった。ファイザーからワクチンの優先供給を受けることと引き換えに、イスラエルは「国民の個人情報」を含む新型コロナに関する疫学データを無償で毎週ファイザーに提供するという内容だった。データは、接種率がどのくらいに達すれば集団免疫が成立し、流行が収束するのかを評価するために使われるという。

人口規模も小さく新型コロナ大流行の最中にあったイスラエルは、こうしたプロジェクトを実施するのに最適な国でもあったのだろう。だが、国民の医療データは、国民もしくは国家の大切な財産だ。これを無償提供することは常識を外れている。たとえば、国民の医療データを国が管理し、所有もしている北欧諸国では、中央化された巨大な医療データベースを持ち、ドラッグストアでのかぜ薬の購買歴から妊娠中絶歴に至るまで、生まれてから死ぬまでの国民全員の医療情報をくまなく吸い上げ、各国の研究者や企業に有償提供することを国家事業としている。北欧で治験を行って開発された医薬品が多いのはそのためだ。

異例の契約ではあったがこれが功を奏し、ファイザーは世界がワクチン不足にあえいでいた二〇二一年上半期を通じ、イスラエルに安定的にワクチンを届け続けた。ロイター通信によれば、パンデミック宣言から一年の経った二〇二一年三月十一日時点でのイスラエルの一回接種率は五五％に達し、二回接種率も四三％と世界でも群を抜いていた。

その後、デルタ株の出現により、ワクチンによる集団免疫だけでパンデミックを終わらせるという人類の計画が大きく狂うことになったのはご存じのとおりだが、イスラエルからは当時、ファイザー製ワクチンには無症状を含む感染を予防する効果が九四％あるとのデータが得られていた。

【コラム3】 集団免疫における「接種一回」の重み

集団免疫戦略とは、免疫を持つ人を増やすことを通じ、そのコミュニティにおける「ウイルスの広がりにくさ」を高めることだ。当初は、若い人を中心にあえて感染を広げることで集団免疫を獲得する「スウェーデン式」が注目されたが大量の死者を出し、その後、スウェーデンを含む世界は、ワクチンができるのを待ってから、ワクチンでできるだけ安全に集団免疫を目指す方針に切り替えた。

ウイルスと集団免疫の関係は、山火事と水にたとえられる。川が流れ、生きた木の多い森は山火事になりにくい。川がなく、枯れ木ばかりの森は、山火事がすぐ起きる。

集団免疫戦略とは、言ってみれば、「火事の広がりにくい森」を目指すことだ。

新型コロナワクチンでも、ワクチンを接種していても感染するデルタ株以降の変異株に置き換わる以前には、接種率が七〇%くらいになれば集団免疫が働いて流行拡大にブレーキがかかると考えられていた。

各国はまずこの接種率七〇%を目指した。

わたしの暮らすドイツはワクチンの導入に際し、高齢者施設には医療チームが出向き、一般市民には集団接種のみで接種を進めるなどの効率を重視した体制が功を奏し、当初の接種率はずっとEUのトップだった。

ところが、世界的に問題となっていたワクチンの供給不足が解消した二〇二一年七月、接種率の順位を下げた。七月十九日、まずはデンマークの二回接種率四五・六%で並ばれ、翌日以降はさらに差をつけられていった。七月二十八日にはイタリアにも同五〇・八%、九月にはフランスにも同六〇・五%と並ばれ、抜かれた。ドイツ以外の国はその頃までに、何らかの形でワクチン接種を義務化したからだ。

並ばれた、抜かれたといっても接種率六〇%くらいまでのスピードは僅差だった。しかし、接種率が六〇%から七〇%に達するのに要した日数は、「一回接種率=ワクチンを接種する意志のある人の割合」で見ても、フランスが二十五日、イタリアが三十三日だったのに対し、ドイツでは(六月二十日から十一月二十一日と)百五十四日もかかった。日本の一回接種率は、緊急事態宣言下で強行されたオリンピックをきっかけに急ピッチで進み、八月三十一日、六〇%に達した後、わずか十九日後の九月十九日には七〇%を突破した。

とは言え、接種率六〇％と七〇％の差はたった一〇％だ。この差は、集団免疫効果にそれほどの影響を与えるのだろうか。

答えは、大きくイエスだ。

集団免疫を考える際、注目しなければならないのは免疫を持っている人ではなく、「免疫を持っていない人」の割合である。

今ここに、人口百人のコミュニティがあるとする。接種率六〇％では、四十人が免疫を持っていないので四十人の間でウイルスが広がりやすい。七〇％になると、ウイルスが広がりやすい人口は十人減って三十人になる。コミュニティの全人口を分母にした接種率で見ると一〇％しか上がっていないが、ウイルスが広がりやすい人口を分母にして考えると十人／四十人、と集団免疫効果は「二五％」上がることになる。

となると、同じ一〇％の差でも七〇％と八〇％や、八〇％と九〇％の集団免疫効果の差は、六〇％と七〇％の差より大きいことが分かるだろう。接種率が七〇％から八〇％に上がれば、ウイルスが広がりやすい人口は三十人から二十人に減って「三三・三％」、八〇％から九〇％に上がれば、二十人から十人に減って「五〇％」、それぞれの集団免疫効果が上がることになる。

つまり、集団免疫における「接種一回」の重みは、接種率が上がれば上がるほど増す。

期待できる効果が主に重症化予防となってしまった以上、新型コロナワクチンには、今書いたような意味での集団免疫は期待できない。しかし、一回の接種は、個人の安全だけでなく、今でも「重症者を減らし、医療を守る」というコミュニティ全体の安全につながっていることについては、心のどこかに留めておきたい。

第6章

開発競争での敗戦が意味するもの

化血研事件から四年後の日本のワクチン業界

化血研事件から四年――。久しぶりに化血研の名を目にしたのは、二〇二〇年五月二十五日、国立研究開発法人日本医療研究開発機構（AMED）の研究費助成のもと、国立感染症研究所と東京大学医科学研究所、KMバイオロジクスなどが、新型コロナのワクチンの開発に「着手した」というニュースを目にした日のことだった。

基礎接種の市場を争う新型コロナワクチン開発競争には結果として食い込むことのできなかった日本だったが、日本政府はAMEDを通じた助成に、新型コロナワクチンの研究開発支援事業として百億円を、ワクチン開発〝等〟を支援する事業としてさらに二千億円強を盛り込んだ。アメリカのワープスピード作戦の一八〇億ドル（約二兆円）にははるか及ばなかったが、日本でも空前のワクチン・感染症助成バブルが起きていた。

二〇一六年四月、解体を命じられた化血研は、アステラス製薬に全事業を譲渡する交渉に入った。しかし、同年九月、化血研は「交渉先が厚生労働省に指定され、譲渡価格などで公正な交渉ができない」などとして事業譲渡の断念と自社の存続を厚労省へ表明。十月にはアステラス製薬も事業譲渡の協議終結を発表して決裂した。ちなみに、アステラス製薬は同じ二〇一六年十月、ビオンテックCEOのウール・シャヒン氏の妻で同じく医師のエズレム・テュレジ氏が最初につくったバイオベンチャー、ガニメドを四百八十億円で買収している。

二〇一八年七月、引き取り手のない化血研の受け皿として用意されたのは、明治ホールディングス・熊本県企業グループ七社・熊本県が出資するKMバイオロジクスだった。KMバイオロジクスのKは「熊本」の頭文字、Mは「明治ホールディングス」の頭文字だ。化血研は結局、明治ホールディングスに身売りし、同社の連結子会社となっていた。

同じ頃、化血研事件当時にはワクチン御三家の中で唯一、営利企業との協働をしていた北里にも変化が起きていた。事件からさかのぼること五年前の二〇一一年四月、ワクチン部門のなかった第一三共は、第一三共五一％、北里研究所四九％出資でワクチン開発・製造発売に特化した北里第一三共ワクチンを設立した。しかし、ビジネス感覚に乏しい北里研究所とは足並みがそろわず、業績も振るわなかったことから二〇一八年八月、第一三共は同社を消滅させた。第一三共は二〇一二年、イギリスの製薬大手グラクソ・スミスクライン（GSK）の日本法人と折半で出資して「ジャパンワクチン」も設立した。外資との提携により国際開発力をつけることを目指したが、ジャパンワクチンも結局、GSKの所有するワクチンを日本で代理販売するだけに終始し、二〇一八年十二月には合弁関係を解消した。

営利企業との連携を行い、開発力・国際競争力を強化することを目指していた三つの非営利ワクチンメーカーは、新型コロナパンデミックが起きた二〇二〇年を迎える時点でも目標を実現できぬまま、すべて元の非営利財団と学校法人に戻っていた。

パンデミックを契機に産学協同に再トライ

つまり、「AMEDの助成で感染研と東大医科研とKMバイオロジクスが新型コロナワクチンを開発する」というニュースは、「感染研や大学が凝りもせずまた化血研と組んだ」というニュースだった。

その頃、大阪のバイオベンチャー・アンジェスと、米モデルナ製ワクチンと米ノババックス製ワクチンの日本での開発を請け負った武田薬品以外で、AMEDの助成を受け、新型コロナワクチンの開発に乗り出した主な日本のグループは四つあった。

一つは、第一三共が東京大学医科学研究所の河岡義裕教授らと共にmRNAワクチンの共同開発を行うグループ、もう一つは、大阪大学微生物病研究所と阪大微生物病研究会（BIKEN財団）、国立研究開発法人医薬基盤・健康・栄養研究所（医薬健栄研）の「微研組」が、VLPワクチン、DNAワクチン、不活化ワクチンの三種類のワクチンの同時開発を進めるもの、残り二つは、塩野義製薬と田辺三菱製薬の単独プロジェクトだった。

特記すべきは、北里との連携を解消していた第一三共に加え、ワクチンの開発実績に乏しい製薬大手の塩野義と田辺三菱が自社ワクチンの開発に名乗りを上げた点だった。

塩野義は二〇一九年秋、バイオベンチャー「UMNファーマ」を買収していた。UMNは「アンメットメディカルニーズ（Unmet Medical Needs：不足している医療ニーズ）」を埋めるというコンセプトの下、インフルエンザワクチンを中心としたバイオ創薬事業を目標につくられたバイオベンチャーだった。しかし、財団メーカーが寡占する日本のワクチン業界の壁は厚く、経営不振に陥っていたところ、ワクチン部門に手を広げようと考えていた塩野義がこれを買い取ったものだった。

田辺三菱製薬は二〇一三年、植物細胞の中にウイルスに似た粒子を発現させる「VLP」と呼ばれる技術を用いたインフルエンザワクチンの上市を目標に、カナダのバイオベンチャー、メディカゴを買収していた。その当時は、次にパンデミックを起こすのも、インフルエンザウイルスだと考えられていた。メディカゴは、一九九九年にケベック市のラヴェル大学とカナダ農務省からVLPの技術ライセンスを取得して創業したバイオベンチャーで、二〇一二年にはアメリカ国防総省の国防高等研究計画局（DARPA）に一千万回分のインフルエンザワクチンを、二〇一五年にはアメリカ保健福祉省の米生物医学先端研究開発局（BARDA）にエボラ出血熱のモノクローナル抗体を提供した実績を持つ、パンデミック向けの製品開発を得意とするベンチャーだった。モノクローナル抗体とは、通常はウイルスのさまざまな部位と結合する複合体として形成されるポリクローナル抗体に対し、ウイルスの特定の部位に結合する特異的な抗体のことである。

二〇二〇年三月、メディカゴはVLP技術を使った新型コロナワクチンのシード開発に成功。同年十月には、カナダ政府から一億七三〇〇万カナダドル（約百三十七億円）の助成金を受ける契約を結び、カナダ政府に対し最大七千六百万回分のワクチン供給もするとの発表があった。しかし、臨床試験の開始は予定より一年以上も遅れ、二〇二二年二月、やっとカナダで緊急承認された。

メディカゴのワクチンの開発と承認の遅れは、技術的な問題もさることながら、田辺三菱の資金力やグローバルな開発経験の不足による部分も大きかったようだ。田辺三菱自身も単体での開発は心もとなかったのだろう。治験のデザインは英メガファーマ、GSKに依頼し、世界八十五施設における治験は二〇二一年九月になってやっと開始している。これに対しファイザーは、二〇二〇年の六月から世界百五十二の医療施設でほぼ同時に治験を進め、十一月までの五カ月足らずで四万三千四百四十八人にワクチンとプラセボ（偽薬）を接種し、十二月には世界各国で緊急承認を得た。

二〇二〇年当時、筆者は勤務していたドイツ・ハンブルクのベルンハルト・ノホト熱帯医学研究所で、ビオンテック・ファイザー製ワクチンの治験管理に携わった。そこでは、ファイザーから研究所に支払われる謝礼はもちろんのこと、ワクチンのシードを接種する治験参加者へ支払われるフィーの高さ、同ワクチン最大のネックとされたコールド・チェーンの問題を即座に解決できるファイザーの資金の潤沢さとネットワークの広さに度肝を抜かれたものだった。

世界人口の七〇%が接種したことの意味

二〇二一年十一月、日本企業では二〇二〇年のうちに唯一、新型コロナワクチンの治験に着手していた大阪のバイオベンチャー、アンジェスは、「効果が確認できなかった」として日本国内における治験を中止し、事実上の開発断念を発表した。

結局、日本の新型コロナワクチン開発企業のうちで、グローバルに開発を行ったのはメディカゴを買収していた田辺三菱一社で、それも初回接種の市場を取り合う新型コロナ開発競争「本戦」には間に合わなかったことになる。

WHOによれば、二〇二二年五月までに主要五十七カ国が七〇%以上の接種率を達成した。このことが世界のワクチン開発者にとって意味するのは、「初期接種の世界市場が当初の三〇%以下に狭まった」ということだった。

つまり、第一世代の新型コロナワクチンの開発競争は終わった。

後発のワクチンには、多くの人がすでに接種したワクチンの追加接種用ワクチンとしての価値しかない。特に日本では、モデルナ製やファイザー製を打った人の多くが追加接種にもモデルナ製やファイザー製のワクチンの接種を望む中、後発のワクチンのビジネスチャンスは自ずと限られたものとなっていた。

実際のところ、他の主要ワクチンの緊急承認から一年以上遅れて欧米や日本で承認された、タンパク組み換えワクチンの米ノババックス製ワクチンは、モデルナ製やファイザー製などmRNAワクチンの接種者が追加接種に用いるとかえって免疫応答が悪くなることが、先述のオックスフォード大学のスタディから分かっていた。

そのため、他のワクチンを一回も接種していないか、他のワクチンに対するアレルギーがあるなどごく一部の人の追加接種以外には使えないことになった。人口の大半がモデルナ製やファイザー製を使って初期接種を終えている日本をはじめとする主要国では、追加接種として使える人の市場も極めて狭く、同社のワクチンの売り上げは伸び悩んでいる。

つまり、日本の企業も新型コロナワクチンの開発戦争に負けた。正確には、参戦できなかった。国からの大規模助成や製薬大手の参入が起爆剤になるという期待はあったが、初期接種のパイを奪い合うワクチン開発競争には間に合わなかった。また、塩野義や田辺三菱など製薬大手に対する助成金も結局、ワクチンの製造に関する設備投資に回され、イノベーションとそれが産み出す利益につながるものではなかったというから残念だ。

メディカゴのワクチンについても二〇二二年八月、日本での承認申請は準備が遅れているという報道があったのを最後に進捗を聞かなくなり、三菱ケミカルグループは二〇二三年二月三日、同グループの田辺三菱の連結子会社でバイオ医薬品を手掛けるメディカゴの全事業から撤退し、新型コロナウイルスの予防に向けて開発してきたワクチンの商用化も需要動向などを検討した結果、断念するとの発表があった。当初、田辺三菱はメディカゴのワクチンの日本での承認目標を二〇二〇年度内としていた。

二〇二二年十一月、塩野義は国内企業として初めて、新型コロナワクチンの承認申請を行った。米ノババックス製と同じ、タンパク組み換えのテクノロジーを用いたもので、米ファイザー製や米モデルナ製のワクチンを接種した人の追加接種には向いていない。これから初めて新型コロナワクチンを接種する人や、アレルギーなどがあるために他のワクチンを接種できない人向けだ。

二〇二三年一月、続いて、第一三共が国内企業としては二番目の承認申請を行った。こちらは、米ファイザー製や米モデルナ製と同じｍＲＮＡワクチンで、両社のワクチンを接種した人の追加接種を想定したものとなっている。

ワクチン産業は、流行状況にニーズを左右されやすいことや衛生環境が改善したことにより、企業にとっては利益を出しづらい分野だと言われてきた。特に、新興感染症に対するワクチン開発は、エボラ出血熱にしろ、ジカ熱にしろ、開発が終わる前に流行が終わり、市場がなくなってしまうので

「ペイしない」というのが、多くのメガファーマの出した結論だった。そのため、多くのメガファーマが、肝がんを防ぐB型肝炎ワクチンや子宮頸がんを予防するHPV（子宮頸がん）ワクチン、その他のがんやアルツハイマー病のワクチン・抗体治療薬など、急性感染症のワクチンから慢性疾患のワクチンへと開発の焦点をシフトさせていた。

日本のワクチン産業は国の保護政策により、市場がなくなるのを心配することとも、こうしたシフトを経験することとも無縁できた。それでもパンデミックを機に、いくつかの企業が勝負に出た。このことは高く評価したい。第一世代のワクチン開発競争には負けたが、パンデミックは終わったわけでもない。SARSやMERSを含むすべてのコロナウイルス、あるいは、新型コロナウイルスのすべての変異株に有効な「ユニバーサルワクチン」やインフルエンザワクチンとの混合ワクチンなど、第二世代のワクチン開発競争もすでに始まっている。

日本のワクチン業界が今回の「敗北」を胸にベンチャーのすそ野を広げ、国際競争力をつけて再び世界をリードする日が来ることを期待したい。

第7章

ウイルスの起源、研究所漏洩説

本章では、ワクチンをめぐる戦争の話からはいったん離れ、パンデミックの開始当初から折に触れて話題に上ってきた、新型コロナウイルスの起源をめぐる戦争についての話をしたい。

かれこれ十年以上前になるが、フィリピンのマニラにあるWHO西太平洋地域事務局(WPRO)で働いていた頃、中華街やマニラ市の南外れにある市場に行くのが楽しみだった。ブランド品店とフードコートの並ぶエアコンの効きすぎたショッピングモールとは違って、日本では見たことのない物や光景に出会うことのできるショッピングスポットだった。

市場に行こうとすると、世話好きなフィリピン人スタッフたちはいつも「どうしてそんな危険なところに行くの?」「ひとりで行くのは止めなさいね!」と口をそろえて心配したが、マニラには中華系の住民も多い。Tシャツに短パン、ビーチサンダルで黙って歩いていれば、多少日焼けが甘くても地元のチャイニーズと区別がつかなかった。財布もバッグも持たずに家を出て、ポケットの小銭で買い物を済ませ、お店でくれたビニール袋だけを提げて「ジープニー」と呼ばれる安価な乗り合いジープで帰れば、外国人として目立つことはなかった。

その時、筆者はマニラの市場でコウモリが売られているのを見た。
それも一匹や二匹ではなく、皮を剝がれたコウモリが山々と積み上げられているのを!
明らかにヒトがその肉を食べるためのものだった。

『人新世のコウモリ:変わりゆく世界におけるコウモリの保護(Bats in the Anthropocene:

Conservation of Bats in a Changing World)』によれば、世界で確認されている千三百三十一種のコウモリのうち百六十七種（全種の約一三％）が食料や薬として捕獲されている。

ここに掲載された「世界で捕獲されているコウモリのリスト」を見ると、世界では、アジア、アフリカ、オセアニアの島嶼部、中南米などの広い地域で、実にさまざまなコウモリが人間に食されていることが分かる。コウモリは医薬品、ゲームハンティング（射撃）、装飾品、エキゾチックな食体験を求める観光客向けの珍味としても捕獲されているが、実はそのほとんどが「ブッシュミート（森の肉）」、すなわち、寒村部の貧者の胃袋を満たし、家計の足しとするための食料としての利用だという。

コウモリ由来のウイルスはたくさんある。まず、新型コロナウイルスと同じコロナウイルスのSARSウイルス。エボラ出血熱ウイルス、マールブルクウイルス、ニパウイルスなど熱帯性の出血熱ウイルスも多い。パンデミックを起こすウイルスは、こうした症状の派手なパニック映画に出てくるような出血熱ウイルスか、過去にパンデミックの実績のあるインフルエンザウイルスだと信じられていた。しかし、実際にパンデミックを起こしたのは、大半の人が無症状か軽症で、弱い人だけを静かにかつ確実に射落としていくステルス機のような新型のコロナウイルスだった。あの頃は、コウモリとヒトの接触が新型のコロナウイルスを生み、パンデミック（世界的流行）に至るとは夢にも思っていなかった。

新たなる冷戦

かつて、欧州で領土を争った英仏が傍らアジア・アフリカで植民地を争ったように、新型コロナパンデミックでは、米中が国を挙げてワクチン開発を競い、ワクチンを使った外交やビジネスでも競い合う傍ら、新型コロナウイルスの起源をめぐる争いを続けた。安全保障から人権の問題まで、あらゆる場面でアメリカとの衝突をくり返す中国に世界が突きつけたのは、ウイルスの起源の「武漢ウイルス研究所漏洩説」だった。この研究所では、コウモリのコロナウイルスに関する研究が行われ、採取から実験・保管までヒトと自然界のコロナウイルスが接触する機会があった。

新型コロナウイルスの起源をめぐる仮説には、自然変異説と研究所漏洩説の二つがある。

自然変異説とは、野生動物の間でしか感染しなかった自然界のコロナウイルスが遺伝子変異してヒトにも感染するようになり、動物から直接ヒトへ、あるいは中間宿主の動物を介して感染したというものである。研究所漏洩説とは、コロナウイルスの研究をしていた武漢ウイルス研究所で何らかの事故が起き、ヒトに感染したというものだ。

武漢ウイルス研究所（ＷＩＶ：Wuhan Institute of Virology）には、エボラウイルスなど、世界最高レベルの危険性を持つ病原体を扱う特殊実験施設「ＢＳＬ４（Biosafety Level 4）ラボ」があった。ＢＳＬ４を持つ国は世界でも数少ない。ＢＳＬ４を保有することは国としてバイオセキュリティを重視し、高度なバイオセイフティ水準を持っていることの証でもある。だが、ＢＳＬ４を作るためには、原子力発電所や軍事施設などと同様に、国際基準に則った設備の安全性の確保・点検からスタッフの選考やトレーニングに至るまで年単位の時間と億単位の資金を要する。

台湾にはすでにＢＳＬ４があった。武漢ウイルス研究所にあるＢＳＬ４は、建設費三億元（約五十億円）を投じ、フランスの技術支援を受けて二〇一八年にオープンさせた悲願の「中国本土」第一号となるBSL4だった。そこでは、「機能獲得実験（GoF）」と呼ばれるウイルスの毒性を高める遺伝子操作を伴う実験が行われており、生物兵器を開発しているのではないかという噂もあった。

消えた「独立した第三者による」ウイルスの起源の調査

二〇二一年一月、国際保健機関（WHO）は新型コロナウイルスの起源の調査のための専門家チームを武漢に派遣した。二〇二〇年五月のWHO総会では、新型コロナウイルスの起源を特定するための「独立した第三者による調査」が中国を含む加盟国の満場一致で議決されていた。WHOがパンデミックを宣言してからわずか二カ月後に開かれたこの総会は、対面での会議や挨拶の握手や抱擁がリスクと捉えられ、初のオンラインで開催された歴史に残る総会だった。しかし、アメリカのトランプ大統領（当時）はWHOのテドロス事務局長を「中国のあやつり人形」と呼んで欠席し、アメリカのWHO脱退を宣言した。アメリカの姿勢には批判の声も上がったが、そこには、一九四八年の設立以来WHO中心でやってきた国際保健地図が大きく塗り替わりそうな予感があった。

調査が「独立した第三者の専門家チーム」によるものではなく「中国の専門家チームとの合同調査」に変わっていたことが分かったのは、調査最終日の二月九日、WHOチームが中国出国の直前に、武漢で「中国チームとの合同記者会見」を行った時のことだった。

ウイルスの起源の調査が議決されてから約八カ月間というもの、WHOから加盟国に対し、同調査を実施するに当たっての中国との交渉過程が明らかにされることはなかった。専門家チームのメンバーのリストと「二〇二一年一月の第一週から」という調査時期が具体的に発表されたのは、最初の新型コロナウイルス感染者が確認されてから一年以上の過ぎた、二〇二〇年十二月十七日だった。リストには、アメリカの専門家の名前もなかった。

代わりに、リストにはひときわ目を引く名前があった。

ピーター・ダザック――。

アメリカを拠点に活動するイギリス人獣医学者で、二〇〇三年、「バットウーマン」の通称を持つ石正麗・武漢ウイルス研究所副所長と共にSARSの起源を突き止めたことで知られる人物だ。ダザック氏と石正麗氏はこの功績をハイライトとして、十五年以上にわたり中国各地のコウモリの糞とリスク地域の住民の血液を採取し、ヒトへの脅威となりうる自然界のコロナウイルスのサーベイランスを行ってきた。

ところが二〇二〇年、トランプ前大統領が「新型コロナの発生源は武漢ウイルス研究所」との見解を示した直後に、米国立衛生研究所（NIH）からダザック氏に対し、これまで米国立アレルギー感染症研究所（NIAID）を通じて出資してきた研究費を凍結とするとの通知があった。凍結解除の条件としてNIHはダザック氏に、武漢ウイルス研究所が最初に新型コロナウイルスを同定した際の検体を入手することを要求したという。ダザック氏は「ネイチャー」誌に「わたしたちは新型コロナウイルスの同定には関与していない。あまりにもひどい要求だ」とコメントし、石正麗氏も「サイエンス」誌に「われわれは数百種のコウモリ由来のウイルスを特定しているが、新型コロナに近いもの

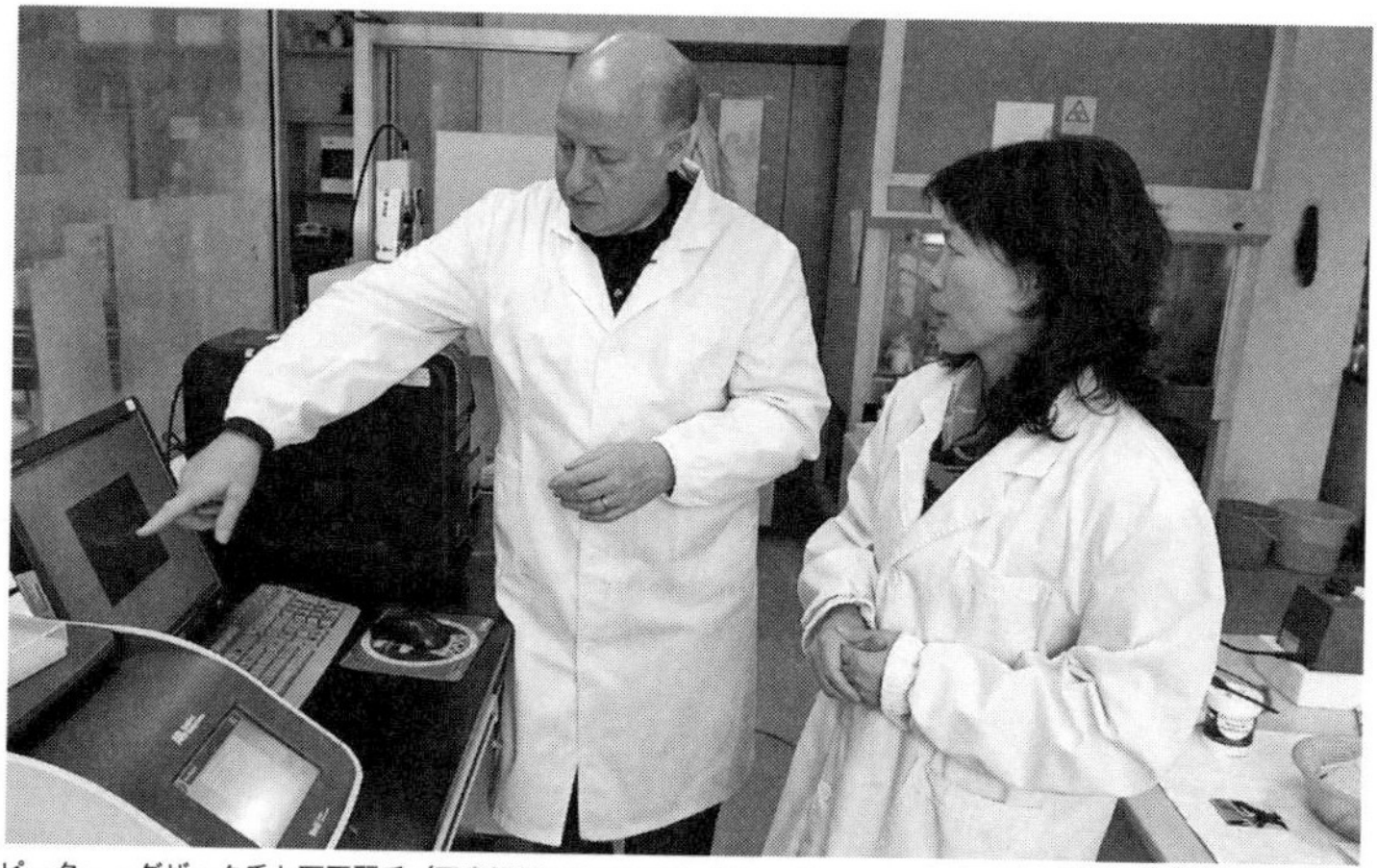
ピーター・ダザック氏と石正麗氏（写真提供：EcoHealth Alliance）

はない」と反論した。

当初、ウイルスの起源の調査WHO専門家チームのリーダーは、米政府とは対立関係にあり中国とは良好な関係を築いている、このピーター・ダザック氏であるとの報道があった。しかし、最終的にリーダーを務めることになったのは、デンマーク人の獣医学者で、ダザック氏と同じファーストネームをもつWHO正規職員のピーター・エンバレク氏だった。

その間、WHOは加盟国に対し、専門家チームのメンバーやリーダーを選定する過程について明らかにすることもなかった。また、最終的なチームメンバーの名前も三月末、最終報告書が出るまで正式に発表されることはなかった。

二〇二一年一月十四日、WHO専門家チームが中国の武漢に到着した。一部の専門家に中国政府がビザの発給を渋るなどのトラブルもあり、二〇二一年の第一週とされていた調査時期は後ろ倒しになったが、長らく状況が不明だった武漢の地に再び世界の目が届くことになった。

WHOは中国のあやつり人形か

入国から一週間の隔離の後、武漢市内の市場や最初のクラスターを治療した病院、武漢ウイルス研究所、中国と新型コロナウイルスとの闘いの〝展示会〟などの「調査」を終えたWHO専門家チームは二月九日、武漢での成果を報告する記者会見を行った。

WHOはこれまでも新型コロナに関する調査チームを中国に送るたび、中国とWHO本部のあるスイスで毎回二度の会見を行ってきた。二つの会見のうち圧倒的に興味深いのは、出席者の物言いや表情から中国政府によるWHOへのプレッシャーをひしひしと感じられる中国での会見だ。

インターネットのストリーミングでこの会見を見ようとした筆者は、会見のタイトルを見て自分の目を疑った。

「WHOと中国によるウイルスの起源〝合同調査〟記者会見（WHO-Convened Global Study of Origins of SARS-CoV-2: China Part WHO-China Joint Study Press Conference)」

「独立した第三者による調査」は、メディアにも加盟国にも説明も報告もないまま「中国との合同調査」になっていた。ダザック氏も調査チームに付きまとう信じられないほどの数の記者やカメラの様子をツイッターにアップしていた。報告や説明の機会はあったはずだった。

会見は、中国チーム代表、梁万年氏の形式ばった報告から始まった。続いて、WHOチームの代表、ピーター・エンバレク氏は、「中国はとても協力的で、実りある調査となった」と話し始めた。エンバレク氏は終始落ち着いた面持ちで「詳細は報告書にまとめるので簡潔に」と断った上で、WHOは自然変異説については「可能性がある（likely）」と評価したが、研究所漏洩説については「可能性はほとんどない（least likely）」と評価したと発表した。

WHOによれば、武漢ウイルス研究所が扱っていたウイルスの遺伝子型アーカイブには新型コロナウイルスと一致するものはなかった。また、研究所のスタッフにも過去の感染を示す新型コロナウイルスの抗体を持っている人は見つからなかった。つまり、研究所からの漏洩の証拠は何もなかった、という話だった。また、市場の調査でも新型コロナウイルスの宿主である動物の特定はできなかった。しかし、市場の環境サンプルからは新型コロナウイルスが検出されており、おそらくは、冷凍の野生動物を含む食肉の流通によってもたらされたものではないかという。二〇二〇年の夏頃、武漢では北欧から輸入した冷凍サーモンから新型コロナウイルスが検出されたとの理由で、武漢海鮮市場とは別の市場が閉鎖されていた。中国政府は、これをもって「新型コロナウイルスは海外からやってきた」と主張していた。

報道は、WHOが研究所漏洩説を否定したことと、ウイルスの起源を冷凍食品かもしれないとしたことの二点に集中した。WHOは、中国政府の研究所漏洩説否定に加担したとして厳しい批判を浴びた。

WHOに対する評価が少し変わったのは、その二日後にあたるWHOチームの武漢滞在最終日の二月十一日、エンバレク氏が、米「ウォール・ストリート・ジャーナル（WSJ）」紙に対し「二〇一九年十月には中国中央部で新型コロナ様症状の患者が九十人ほど確認されており、再調査の必要がある」とコメントしたことだった。中国の専門家チームがこの患者群の血液検体の約三分の二を検査したところ新型コロナウイルスは確認されなかったというが、検査までに時間が経っていたため抗体が検出されなかっただけで、十二月より前に流行が始まっていた可能性は否定できないとするものだった。

エンバレク氏はまた、WHOチームは中国チームに対し、その頃の血液検体をより広い範囲で調査するよう促したが、「検体は現在すべて血液バンクにあり、アクセスする許可を得ていない」として、再調査を拒否されたことも明かした。

こうした状況を受け、武漢の調査に一人の専門家も送ることのできなかったアメリカ政府は「調査の中立性を求める」「手法に深い懸念と疑問がある」などとして、WHOと中国への批判的な姿勢を強めた。

「DRASTIC」の不気味な存在感

トランプ前大統領の生物兵器漏洩を断定する物言いが逆に働いたこともあり、科学界における研究所漏洩説は「陰謀論」として早々に一蹴されていた。その後、科学者たちが、漏洩したのが開発中の生物兵器だったという部分は陰謀論だとしてもラボで感染事故が起きることはあるし、無症状も多い新型コロナウイルスでは知らない間に感染事故が起きていたとしてもおかしくはないという当たり前の事実に再び目を向け始めたのは、武漢の調査報告書が発表されてからしばらくしてからだった。

二〇二一年五月、英国人ジャーナリスト、ニコラス・ウェイド氏が『原子力科学者会報』という科学と安全保障の問題を扱う非営利団体の機関誌に、長編記事「新型コロナウイルスの起源：武漢でパンドラの箱を開けたのはヒトなのか自然なのか?（The origin of COVID: Did people or nature open Pandora's box at Wuhan?）」を発表すると、WSJなどの米メディアを中心に研究所漏洩説を支持する記事が立て続けに発表されるようになった。

ウェイド氏の記事でもっとも重要な指摘は、武漢ウイルス研究所でピーター・ダザック氏と石正麗氏が行っていた共同研究の中で、遺伝子操作によりウイルスの毒性や感染力を変化させたり、新しいウイルスを作り出したりする機能獲得実験（GoF）が行われていた可能性だ。

もっとも、ウェイド氏の記事にもWSJ記事にもこれといった新ファクトはなかった。それでもまたこうした記事が出るようになった背景には、ダザック氏と石正麗氏の共同研究に出資したのが、民主党のオバマ政権時代の米保健福祉省で、共和党やトランプ支持者との親和性の強いWSJが、改めてこれを民主党のバイデン政権のいい批判材料と判断したというアメリカの国内事情があった。

研究所漏洩説を前提に、独自調査を行うインターネット上の緩い連合だという「DRASTIC（Decentralized Radical Autonomous Search Team Investigating COVID-19）」も不気味な存在感を放っていた。DRASTICは匿名・実名の研究者・ジャーナリスト・企業家などの集まりで、ハッキングや情報公開請求など情報機関と同様のあらゆる手法を使って調査を行っているという。ウェイド氏やWSJの準拠するファクトの多くもDRASTICのスクープで、コメントを取っている相手も多くがDRASTICのメンバーだった。

ＤＲＡＳＴＩＣ最大の功績は、二〇二〇年二月、石正麗氏が有名科学誌「ネイチャー」に発表したコウモリのコロナウイルス「ＲａＴＧ13」が、二〇一六年二月、同じく石正麗氏らがマイナーなウイルス学専門誌「Virological Sinica」に発表した別名のコウモリのコロナウイルス「ＲａＢｔＣｏＶ／４９９１」と、遺伝子配列や「九六・二％」という新型コロナウイルスとの遺伝子一致率、採取時期、雲南の洞窟だという採取場所まで同じであることを見つけたことだった。またウェブ公開されていた武漢ウイルス研究所の所有する約二万二千種のウイルス検体の遺伝子情報アーカイブ（コウモリ由来のもの一万五千種を含む）が二〇一九年九月に非公開となった点について、石正麗氏に問い合わせたことだった。

騒ぎを受けた石正麗氏は、両者は全く同一のウイルスであると回答。二〇二〇年十一月には、別名に変更した理由をコウモリの種類や生息場所、検体を採取した年を反映するものに変えたかったからだと説明する一文を「ネイチャー」誌の論文に追記し、アーカイブについては、三千回以上にのぼるサイバー攻撃を受けたためであると説明した。

二〇二一年一月にＷＨＯの調査チームの一員として武漢ウイルス研究所を再訪したダザック氏もメディアの取材に対しこう答えている。

「わたしたちは武漢ウイルス研究所にアーカイブの閲覧を求めなかった。基本的にアーカイブの内容を知っていたからだ。わたしたちはＲａＴＧ13が遺伝子学的に見て新型コロナウイルスとは異なる系統であることも確認していた」

〝基本的に〟知っていると言ったのは、石正麗氏らが隠していた特定のウイルスがなければという意味だろう。

ここでアメリカが中国とのコロナウイルスの共同研究に出資していたことを思い出してほしい。中国はもちろんのことアメリカやロシアなどの軍事大国は、パンデミックやバイオテロリズムへの備えとして、世界中の野生株のウイルスを集めている。アジアで鳥インフルエンザが猛威をふるっていた時もそうだったし、アフリカでエボラ出血熱が流行した時も医療支援を名目に医者や研究者を軍用機で送り込み、たくさんのウイルス検体を軍用機でそのまま持ち帰った。目的は、自然界で変異を続けるウイルスの遺伝子情報からパンデミックの兆しを読み取り、万が一パンデミックが起きた際でもいち早くワクチンや治療薬を開発するためだ。だからこそアメリカ政府は、「感染症の宝庫」である中国と共同で自然界のウイルスを集める研究に出資し、当然、中国が集めているウイルス検体の情報も把握していた。

もう一人のピーター、WHO専門家チームのリーダーである、エンバレク氏もこう言っている。

「わたしたちの知る限り、（武漢ウイルス研究所には）遺伝子配列のみが存在し、ウイルスはなかった。彼らはコウモリの糞からウイルスを分離することはできたが、培養（増やすこと）には一度も成功しなかった」

遺伝子配列だけで生物兵器を作ることは、可能だったかもしれない。しかし、中国にしたところでワクチンや治療薬を作るより先に生物兵器を作ったところで自分たちにもかえって危険なだけだ。有効な新型コロナワクチンの開発にも難渋した中国が、コロナウイルスを用いて生物兵器を開発していたとは思えない。

ＤＲＡＳＴＩＣはＲａＴＧ13には「フーリン開裂」と呼ばれる自然界のウイルスではあまり見ない珍しい結合部位があることも指摘し、ウェイド氏やＷＳＪはこれを「ＲａＴＧ13が遺伝子操作によって作られたウイルスであることの動かぬ証拠（smoking gun）」であるとして研究所漏洩説を煽り続けた。アメリカはその後も「情報を共有しないのはやましいところがあるからだ」との主張をくり返し、「アメリカなどが科学の問題を政治化している」と反論する中国との泥仕合は続いた。

中国が主張する「フォート・デトリック米軍研究所漏洩説」

こうした経緯もあって、二〇二一年五月のＷＨＯ総会ではウイルスの起源の「再調査」を行うことが議決された。しかし、再調査がいつどんな形で行われるのかについて具体的なことは何も決まらなかった。動きの遅いＷＨＯにしびれを切らしたのか、五月二十六日、米バイデン大統領はアメリカの情報機関に対し、ウイルスの起源について独自調査を行い、九十日以内に報告書にまとめるよう指示したと発表した。

すると、六月二十八日、中国の「環球時報（Global Times）」は、社説「容疑者その１：なぜ新型コロナウイルスの起源を見つけるためフォート・デトリックの研究所を調査しなければならないのか？（Suspect No.1: Why Fort Detrick lab should be investigated for global COVID-19 origins tracing）」を掲載した。

二〇二〇年以降に発表された研究所漏洩説に関する記事八千五百九十四本のうち五千七十九本がアメリカからのもので、そのほとんどが武漢ウイルス研究所を標的とした内容である。しかし、新型コロナウイルスは、メリーランド州フォート・デトリックにある米陸軍感染症医学研究所（ＵＳＡＭＲＩＩＤ）のＢＳＬ４から漏洩したものである可能性があり、武漢ではなくこちらの研究所を調査せよというものだ。

ＢＳＬ４の保有は生物兵器開発の疑惑とも隣り合わせだ。フォート・デトリックのＢＳＬ４では、実際にその生物兵器が開発されていたことについては第1章で触れた。ここで開発された生物兵器は実戦で使われることこそなかったが、ＦＢＩ（米連邦捜査局）は二〇〇一年、アメリカ同時多発テロ（九・一一事件）の直後に起きた炭疽菌事件の際に使われた炭疽菌は、当時、フォート・デトリックで炭疽菌ワクチンの開発チームのリーダーだったクリスチャン・シオニストのブルース・イビンズが持ち出したものであると断定している（ただし、二〇〇八年、イビンズの自殺により真実は迷宮入り）。

「環球時報」は、まずノースカロライナ大学が運営する調査報道サイト「プロパブリカ」の二〇二〇年八月付の記事を引用して、二〇一五年一月から二〇二〇年六月までに米保健福祉省に報告された、遺伝子操作でつくられた微生物に関する事故のうち「六つがラボで作製されたコロナウイルスだった」と記していた。それに先立つ二〇一九年七月、アメリカ各紙は、フォート・デトリックのＢＳＬ４が米ＣＤＣによる視察の際、微生物や毒物の取り扱いに関する安全基準違反を指摘され閉鎖されたことを報じていた。だから、安全基準違反があったわけでも事故があったわけでもない武漢ウイルス研究所をウイルスの起源とするのはお門違いで、フォート・デトリックこそが新型コロナの発生源として疑わしく、海外から第三者の専門家を入れて調査する必要があるという。

「火のない所に煙は立たない」とは、世界が武漢ウイルス研究所に対してくり返し投げかけてきた言葉である。

本当にフォート・デトリックには煙もないと言えるのか。筆者は、さっそく「環球時報」が引用している記事の原典を確認してみることにした。

まず、人為的に作製された六つのコロナウイルスの事故について報じた「プロパブリカ」の記事は、リンクを確認することができた。二〇一九年七月のフォート・デトリックのＢＳＬ４の閉鎖についても、八月五日付の、米「ニューヨーク・タイムズ」紙の記事「安全性に懸念、海軍病院の危険な病原体の研究中止に（Deadly Germ Research Is Shut Down at Army Lab Over Safety Concerns）」をはじめとする複数の米メディアが報じていたことが確認できた。ただ、米ＣＤＣはこの件について「危険な病原体に汚染された廃水の汚染除去システムに不備があった」などとするのみで、「安全保障上の理由による」として詳細を公表していなかった。

一方の「環球時報」は「ヴァージニア州に住むあるツイッター利用者が、米情報公開法（ＦＯＩＡ）に基づいて入手した」米ＣＤＣの内部資料によれば、フォート・デトリックは米ＣＤＣから四回にわたって「重要な違反」を指摘されていたとある。重要な違反とは、まず、類人猿を用いた解剖実験を行っている実験室の中に、特殊なマスクなどの保護具を着用せず複数回立ち入った別の研究者がおり、その人物がある微生物のエアロゾルに暴露した可能性があること、二つ目に、特定の微生物や毒物のリスクを最小限にとどめるための包括的なバイオセイフティの手順に遵守違反が確認されたこと、三つ目に、汚染水が耐久性のある漏洩のない容器で運ばれておらず、漏洩や漏出が起きる恐れのあるインシデントが二回あったことだったという。

そして、「フォート・デトリック漏洩説」を疑う決定的な証拠は、米ＣＤＣとＵＳＡＭＲＩＩＤの間で交わされた七月十二日付の電子メールに「ＵＳＡＭＲＩＩＤはＢＳＬ３やＢＳＬ４のラボで排出される特定の微生物や毒物の封じ込めを維持できていなかった」と書いてあることだという。

そこで筆者も米ＣＤＣに対し、この記事で触れられている米ＣＤＣの内部資料に相当する文書を公開するよう、情報公開請求を行ってみた。アメリカは情報公開に関する非常に厳密な法があり、世界中どこからでもどの国の人でも、オンラインでアメリカ政府や米政府機関に対する情報公開請求を行うことができる。しかも、研究者やジャーナリストが公共の利益を目的に公開を請求する場合には、代金も無料だ。

その結果、筆者は米ＣＤＣと有害物質・疾病登録局（CDC/ATSDR）が二〇一八年六月十五日付でフォート・デトリックの安全基準違反を指摘した全百二十四ページの報告書を手に入れることに成功した。

開示された報告書は黒塗りだらけだったが、ＢＳＬ４ではなくＢＳＬ３の実験室に防護具を適切に着用せず入った人物がおり、ＢＳＬ３および４のプロトコール遵守に関する再教育を行ったことは分かった。しかし、漏洩や漏出の恐れのあったという汚染水に含まれていた病原体が何であったのかも、手順違反のあった実験室でどんなウイルスが扱われていたのかも、汚染水に含まれていた病原体と実験室で扱われていた病原体が同じものであったのかどうかも特定することはできなかった。また「プロパブリカ」が指摘した遺伝子操作によって生まれたというコロナウイルスの事故とフォート・デトリックを結びつけるものについての記載も見当たらなかった。しかし、「環球時報」に書かれていることのすべてがフィクションというわけでもなく、互いにまったく関係ない可能性が高い断片的な事実をもとに、想像を膨らませて書いた記事であることは分かった。

「環球時報」は中国共産党の機関紙「人民日報」の傘下にある国際紙である。この論説は、アメリカがもしこの記事を言いがかりだとして視察を受け入れないのであれば、当然、中国も武漢ウイルス研究所の視察を受け入れる筋合いはないという全面対決の姿勢の表明だった。

米CDCもフォート・デトリックのBSL4閉鎖に関して安全保障上の理由で詳細は明かせない、と言っているとおり、BSL4関連の情報は国家安全保障上のトップシークレットであり、どの国においても詳細を公開することはない。ましてや、海外からの外部調査を入れたり生データを公開したりすることはあり得ない。中国に対する「ウイルスの起源の解明のため、BSL4関連のデータを開示せよ」という世界の要求が、いかに安全保障上の常識を外れたものであるかが理解できるだろう。

一九八〇年代、エイズを引き起こすヒト免疫不全ウイルス（HIV）が出現した際には、ウイルスの起源はここフォート・デトリックのBSL4で開発中だった生物兵器であるとの疑惑が持たれた。この時のアメリカも今回の中国と同様、BSL4関連のデータを開示しなかった。ただ、アメリカが今日の中国と違っていたのは、詳細を開示する代わりに、この疑惑がソ連のメディアや東ドイツの情報機関「シュタージ」によって拡散されたフェイクニュースである証拠を示した点だった。現在では、HIV・エイズの起源をアフリカでヒトがチンパンジーから感染したサルの免疫不全ウイルス（SI

(b)(3):42 U.S.C. § 262a(h)(1)(E)

(b)(3):42 U.S.C. § 262a(h)(1)(E)

Corrective Action: Provide:
1. (b)(3):42 U.S.C. § 262a(h)(1)(E)

(b)(3):42 U.S.C. § 262a(h)(1)(E)

Response: Please see Amended Form 3 (Enclosure 1) which includes the updated list of biological select agents and toxins (BSAT) that was used in containment laboratories since 8 June 2015, the date pump 2 was actively leaking.

The biological select agents and toxins (BSAT) include:

1.
2.
3.
4.
5.
6.
7.
8.
9.
10
11
12
13
14
15

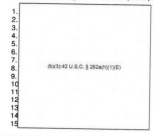

(b)(3):42 U.S.C. § 262a(h)(1)(E)

Additionally, the non-BSAT agents include:
1. Western equine encephalitis virus
2. Dobrava-Belgrade virus
3. Seoul virus
4. Chikungunya virus

3

FOR OFFICIAL USE ONLY

筆者の情報公開請求に対して米ＣＤＣとＣＤＣ／ＡＴＳＤＲが公開した全124ページの報告書。四角で囲まれた部分がいわゆる「黒塗り」

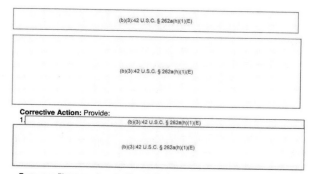

V）に求める説が有力だ。しかし、こちらも、HIVの各種変異株の遺伝子解析の結果など、さまざまな傍証から推定した強力な仮説であるというに過ぎない。
WHOとのウイルスの起源合同調査の中国チームの代表、梁万年氏もくり返し言っている。

「新型コロナウイルス以外にも起源の分かっていないウイルスはたくさんある」と。

つまり、HIV・エイズの起源もはっきりとしていない。BSL4を持つ米軍の研究所に対する調査が難しいのと同じように、「第三者の専門家チームによる武漢ウイルス研究所の精査」は現実味のない話だった。そして、米中お互い様の攻防から読み取れるのは、ウイルスを扱うBSL4は軍事施設であり、これは戦争なのだということだ。

WHOと消されたピーター

WHOのテドロス事務局長は、「環球時報」の社説発表から約二週間後の七月十五日、それでも武漢ウイルス研究所漏洩説の再検討を含むウイルスの起源の再調査が必要であるとの認識を示した。WHOは中国に透明性と協力、特に流行初期の生データの共有を求め続けていることも明かし、テドロス氏自身がラボで働いていた頃の個人的経験も引きながら「事故は起きることもある」として研究所漏洩説が否定できないことを強調した。WHOが公式文書でいったんは否定したことを、事務局長が後になって公に覆したのは異例のことだった。一方の中国は「米国などの影響でWHOが政治化していることを遺憾に思う」として、再調査を拒絶する姿勢を新たにした。

それから間もなくして、ある「事件」が起きた。

二〇二一年八月十二日、デンマーク人の獣医学者でウイルスの起源の調査のWHOチームのリーダーだったピーター・エンバレク氏がデンマークの国営放送TV2のドキュメンタリー番組「ウイルスの謎、中国で真実を求めるデンマーク人」に出演し、一月に行われたウイルスの起源の調査の実態を暴露したのだ。エンバレク氏によれば、武漢の調査でWHO専門家チームは中国チームから「調査はすでに終わっている」として、市場の動物から新型コロナウイルスは見つからなかった、二〇一九年十一月以前の患者検体からも新型コロナウイルスや新型コロナウイルスに対する抗体は見つからなかったなど、中国には問題が無かったことを確認したという旨の無いない尽くしのデータを一方的に見せられただけだというのだ。おまけに入退室時間、利用者名、利用内容などを示す「ログブック」と呼ばれるBSL4ラボの利用記録やスタッフの抗体検査の結果の原本、二〇一九年十二月より前に採取された検体など、BSL4に関連するオリジナルデータの提供も拒否されたことを明かした。

また、研究所漏洩説を「可能性はほとんどない」としたのは、中国サイドから、そう書かなければただでさえ遅れていた報告書の発表を遅らせるという強い圧力をかけられたからだと語った。報告書は当初二月中に出る予定だったが、実際に発表されたのは三月も終わろうという三十日だった。しかも、報告書の「追記」部分は、急遽決まった報告書発表の記者会見が始まってもまだウェブアップが終わっておらず、記者からそのことについての質問も出る始末だった。番組の中でエンバレク氏は「ペイシェント・ゼロ（第0号患者）」と呼ばれる、新型コロナに感染した最初の人物は、「武漢ウイルス研究所でコウモリのコロナウイルスを扱っていた研究者の可能性がある」とコメントした。

世界中のメディアは騒然となった。

筆者はエンバレク氏がこのタイミングで実情を暴露した動機を知りたいと思い、すぐエンバレク氏にコンタクトを取った。筆者の他にもエンバレク氏に連絡したという研究者やジャーナリストがいた。しかし、筆者の知る限り誰も返事をもらうことはできなかった。界隈では、エンバレク氏の動機を「純粋に研究者としての良心に基づくもの」とするものから「WHO以外のキャリアを見つけた」とか「アメリカから金をもらった」とするものまでさまざまだった。

それから二週間を待たない二〇二一年八月二十五日、WHOウイルスの起源の調査チームの専門家十一名は連名で、科学誌「ネイチャー」に「ウイルスの起源：カギとなる調査のための窓は閉じかけている」と題したコメンタリーを発表した。三月に発表したWHOによるウイルスの起源の調査報告書で研究所漏洩説を否定した理由を釈明しながらも、初期の患者群の検体や疫学データの再解析など自然変異説を前提としたさらなる調査が必要であるとする内容だった。しかし、三月の報告書に掲載された、WHO専門家の名前は全部で十二あった。名前がなかったのは、ピーター・エンバレク氏だった。「ネイチャー」編集部は、思わせぶりにもコメンタリーのカバー写真に、マスクを着け、丸めた書類を手にもつ当のエンバレク氏の写真を選んだ。

その後、ピーター・エンバレク氏の姿は、メディアでもWHOの会見でも見ることはなくなった。

バイデン報告書は中国の生物兵器開発を否定

エンバレク氏の告白から二週間後の八月二十七日、バイデン米大統領が九十日間を期限に米情報機関に指示した、ウイルスの起源の独自調査の報告書の機密外部分の概要が発表された。中国が生物兵器を開発していた可能性は否定、四つの情報機関と米国家情報会議が自然変異説を支持した一方、研究所漏洩説を支持したのは一つだけ、判断を保留した機関が三つだったことを明かし、それまで米政府が声高に主張していた研究所漏洩説のトーンを下げた。

概要の全訳は以下のとおりだ。

機密外

情報特別委員会は、COVID-19の原因である新型コロナウイルスは、恐らく、最初のクラスターとして知られる二〇一九年十二月の中国・武漢で発生したクラスターの発生以前、二〇一九年十一月以前に生じた小規模な暴露によって出現し、ヒトに感染したものと判断した。

ウイルスは生物兵器として開発されたものではないということでも合意した。ただし、大半の情報機関は、新型コロナウイルスは低い確度で遺伝子操作によって生まれたものではないとし、二つの情報機関は評価を下すには証拠不十分とした。

最後に、情報特別委員会は、中国当局は二〇一九年十二月の最初のアウトブレイク以前は、新型コロナウイルスの存在を認識していなかったものと判断した。

すべての情報を吟味してもなお、新型コロナウイルスの起源についての意見は割れ、確たる結論に至ることができないでいる。

すべての情報機関は二つの仮説を検討している。一つは感染した動物への自然界での感染、もう一つは研究所の事故に関連したものである。

四つの情報機関と国家情報会議は、確度は低いものの、最初の新型コロナウイルス感染は、新型コロナウイルスもしくはそれに近い始原ウイルス、恐らくは、新型コロナウイルスと九九％以上の同一性を持つものに感染した動物への暴露である可能性が高いと評価した。

この分析は、中国当局が初期のアウトブレイク以前にこのウイルスの存在を認識していなかったこと、無数のベクターへの自然暴露が考えられること、その他の要素を考慮してのものである。

一つの情報機関は、中程度の確度で、ヒトの最初の感染は、武漢ウイルス研究所の実験室での事故に関連したもの、恐らくは、実験や動物の取り扱いや検体の採取に関連したものと判断した。

この分析はコロナウイルスを取り扱う業務がリスクを伴うものであるという事実に注目してなされたものである。

その他三つの情報機関は、これ以上の情報なしには自然発生説と研究室発生説のどちらも同程度の可能性があるとしか言えず、確定的な評価はできないとの判断に留まった。

情報機関により判断のばらつきがあるのは、情報活動によって集められた情報と科学論文のどちらを重視するかの差である。

情報特別委員会は、新情報がない限りは確定的な結論に至ることは難しいと判断した。


筆者は、同報告書の機密部分を含む全文についても国家情報会議に情報公開請求をかけた。しかし、回答が来る前に国家情報長官事務局（ＯＤＮＩ）と国家情報会議がまとめた全十八頁の報告書の全文がウェブ上で公開された。筆者にも後日、同じ文書が送られてきたが、新しい情報はなかった。

【コラム4】「ペイシェント・ゼロ」は二〇一九年十月発生か？

二〇二〇年一月二十四日、中国の研究グループが「ランセット」誌に発表した論文によれば、新型コロナによる最初の患者が確認されたのは二〇一九年十二月八日で、その患者が症状を示したのは十二月一日だ。国際保健の最高権威であり、保健統計のオーソライズ機関であるＷＨＯも中国政府から同じ報告を受けている。だから新型コロナの「第一号患者」の公式発生日は十二月一日だ。

しかし、中国政府発表以外のところから得られているいくつもの情報は、新型コロナウイルスはそれよりもずっと早い時期に発生していたことを語っている。中国もＷＨＯもそのことは認めている。世界では、足の引っ張り合いや駆け引きという意味ではなく、科学的な取り組みとしての「ペイシェント・ゼロ（第０号患者）」探しも続けられてきた。

たとえば、米国務省の機関誌「State magazine」で、在武漢アメリカ副領事館長のラッセル・Ｊ・ウエスターガードは以下のように記している。

「在武漢アメリカ領事館の専門チームは、二〇一九年十月中旬までに、武漢が異例の猛烈なインフルエンザシーズンと思われるものを迎えたことを知っていた。十一月に入ると状況は悪化し、十二月中旬には流行を抑えるため武漢の公立学校が次々と閉鎖された。チームは北京の米大使館に情報を伝え、引き続きモニタリングを続けた。領事館のレーダーには常に新しいウイルスのアウトブレイクが入っており、Ｈ１Ｎ１新型インフルエンザウイルスの時のように農村部で発生した新しいウイルスが都市部に入り込んで流行することに警戒していた」

その他にも、流行曲線や衛星写真が捉えた武漢の病院に出入りする人の数の解析、患者や研究者の証言などを重ね合わせる中で、現在推定されている新型コロナウイルスの出現時期は、公式発表より二カ月ほど早い二〇一九年十月――。

今後、もし人類が新型コロナウイルスの起源にたどり着くことがあるとすれば、ＷＨＯのイニシアティブの外でのことかもしれない。

ウイルスの起源に関するＷＨＯの新レポート

二〇二二年のＷＨＯ総会閉幕から二週間後の六月九日、ＷＨＯは突如として、ウイルスの起源の調査に関する新しい報告書を発表した。「新興病原体に関する科学的アドバイザリー・グループ（ＳＡＧＯ：Scientific Advisory Group for the Origins of Novel Pathogens）」による初めてのレポートだった。

二〇二一年三月の報告書が発表されて以降、学術誌に発表された情報も踏まえ、もう一度、新型コロナウイルスの起源について評価しなおしたものである。結論は、前回の報告書と同様に自然変異説が有力であるとの立場をとりながらも、研究所漏洩説についても「排除しない」とするものだった。

注意したいのは、ＳＡＧＯは新型コロナウイルスの起源の二回目の調査チームではないことである。ＳＡＧＯは科学的なデータをもとに、ＷＨＯによる新型ウイルス全般の起源探しに関して〝助言〟を行う委員会に過ぎない。実際、SAGOは二〇二二年十二月には、アフリカ以外の場所でこの年初めて流行したサル痘ウイルスの起源についてのレポートも出している。

テドロス事務局長がウイルス研究所を含む〝武漢の再調査〟の必要性を表明した二〇二一年七月に設立の予定が発表され、十月にはメンバー二十六名の名前と所属が発表された。メンバーには、中国、日本のほか、二〇二一年一月に武漢で行われたウイルスの起源の調査には参加できなかったアメリカの専門家も含まれていたが、二回目の現地調査を前提としたチームではなかった。中国はこの時も、「SAGOを政治化してはならない。今こそ調査チームを中国以外の場所に派遣すべき時だ」として、再びフォート・デトリックの調査を示唆するコメントを発表している。

ともあれ、「研究所漏洩説の可能性は極めて低い」とした武漢の調査報告書に対する批判が出て以降、新型コロナウイルスの起源についてのWHOの評価はどう変わったのか。まずは、SAGOのレポートでも触れられた二〇二一年三月の武漢の合同調査報告書の発表から同年七月のSAGO設立発表までの間に発表された、自然変異説を支持する二本の重要な論文から見てみよう。

中国政府とは無関係の中国人研究者が書いた武漢市場の論文

一本は中国人の研究者グループが六月に発表した、武漢の市場についての論文だった。武漢市内の市場で取引されていたのは許可証を持つ農場で養殖された野生動物の冷凍食肉だけだったという中国政府の主張とは異なり、市場ではありとあらゆる美食家向けの高級な野生動物が生きたままの状態で取引されていたことが明らかになった。

興味深いことに、この論文は、二〇二〇年一月に武漢の市場を閉鎖した際、調査と消毒を行った中国CDCのスタッフを中心とするウイルスの起源の調査チームによる報告ではなく、中国政府とはまったく関係のない研究者が、武漢の市場で取引されていた野生動物の寄生虫に関する調査を行う過程で集めたデータに基づく報告だった。

論文によれば、二〇一七年五月から二〇一九年十一月の間に武漢の市場で取引されていた野生動物は三十八種、四万七千三百八十一体。そのうち三十一種は野生動物の保護に関する法律により、保護の対象となっている動物だった。武漢市内の市場で野生動物を取引する店舗は、湖北海鮮市場の七軒（全百二十軒中）を含む四市場十七軒。販売されていた動物の三分の一には銃痕があった。中国では農家の銃保有は法律で厳密に禁止されており、銃痕があることは自然界で捕獲されたことの証拠にほかならないという。

同論文に掲載された市場で取引されていた野生動物のリストは以下のとおりだ。

哺乳類は、タヌキ、アムールアナグマ、シベリアイタチ、ブタアナグマ、アジアアナグマ、シナノウサギ、タイワンリス、ハクビシン、タケウサギ、マレーヤマアラシ、中国ヨツメジカ、ヌートリア、マーモット、アカギツネ、ミンク、キタリス、イノシシ、ミミゲモモンガ、鳥類は、クビワガラス、カノコバト、カササギ、ハッカチョウ、イワシャコ（キジの仲間）、コウライキジ、クジャク、ホロホロチョウ、ヘビ類は、スジオナメラ、アカマダラ、アマガサヘビ、ナンブミズヘビ、マムシ、タイワンコブラ、タイコブラ、南蛇、クサリヘビ、シャムクロコダイル、アカダイショウ、キングコブラ。

モモンガやカラスも食べるのだろうか。武漢の市場では、ありとあらゆる野生動物が売られていたことが分かる。

論文によれば、武漢市の四つの市場にある全十七店舗で取引されていた野生動物はほぼすべてが生きたまま檻に入れられ、劣悪な環境で売られていた。市場で野生動物を売買するに際しては、感染防止の観点から原産地を示すことや一定期間の検疫を行うことが求められているが、十七店舗のいずれもが原産地や検疫の証明書はいっさい掲示しておらず、武漢林業局が発行する「食用の」シャムクロコダイル、インドクジャク、キジ、アムールハリネズミの販売許可証を掲示していたのは十七の店舗のうち十三店舗だった。小規模店舗や個人による野生動物の取引に関する取り締まりはなきに等しく、地元当局もどんな動物を売ろうがまったく意に介していなかった。論文の筆者は二〇一七年五月から二〇一九年十一月までは市場を毎月訪問していたが、十二月には新型肺炎が発生したとのことで、調査を中止せざるを得なくなったという。

野生動物の取引価格は、マーモットが一キロ当たり二五ドル、タヌキは一五から二〇ドル、ヤマアラシは一四二から三ドルで、すべて食用だった。リスは一四二五ドルほどでペット用に販売されていた。もっとも高価な食用の鳥はインドクジャクで一羽五六ドル、もっとも高価な爬虫類はクサリヘビで一キロ七〇ドルだった。豚肉、鶏肉、魚の値段はそれぞれ一キロ五・七五ドル、四・二五ドル、二・三二ドルであり、野生動物はけた違いの高値で取引されていた。

つまり、武漢の市場で売られていた野生動物はブッシュミートではなく、商用の贅沢品ばかりだった。

米「ブルームバーグ」によれば、二〇二〇年二月、中国疾病管理予防センター（中国ＣＤＣ）は中国で働くすべての研究者に、新型コロナに関する論文を専門誌へ投稿する際には、中国政府の許可を取ることを命じた。数日後、コロナウイルス関連の論文投稿を管理し、パンデミック関連の論文を「調整」するための専門家委員会が作られた。市場の論文の筆者は、論文は一度はリジェクトされ、二〇二〇年十月に再投稿してアクセプトされたとしていたが、中国ＣＤＣはこのような論文が投稿されたことも、この論文に書かれたような市場の状況についても把握していないとしている。

「フーリン開裂」は他のコウモリウイルスにもあった

もう一本の論文は二〇二一年九月、ラオスのコウモリから、新型コロナウイルスとの遺伝子配列の一致率が「九六・八％」というコロナウイルスが新たに発見されたという査読前論文だった。

それまで新型コロナウイルスの最近縁は、前述のとおり武漢ウイルス研究所の石正麗氏らが雲南で発見したＲａＴＧ13で、一致率は「九六・二％」だった。ＲａＴＧ13には「フーリン開裂」と呼ばれる珍しい結合部位を持つことから人為的に作られたウイルスではないかとの疑惑があったことについても書いたが、新たに発見されたこのラオスのコウモリのウイルスにも同じフーリン開裂があった。これは、疑惑のＲａＴＧ13も自然界で変異したことを示す有力な証拠だった。

ただし、バイデン報告書にもあったとおり、ウイルスが自然界から人間界へと種を超えて感染するようになる「スピルオーバー」を起こすには、新型のヒトウイルスとの遺伝子一致率が九九％以上あることが必要だとされている。つまり、いずれのウイルスも始原ウイルスには該当しないと考えられた。

当局発表のみの中国発ウイルスの起源のデータ

ＳＡＧＯのレポートはこれらの論文にも触れ、自然変異説が有力であるとの立場をとりながら、今回は研究所漏洩説についても「可能性を排除せず検討していく」としていた。しかし、レポートの欄外の注には中国、ロシア、ブラジルの三カ国の専門家は研究所漏洩説について「新情報もなく、検討する必要はない」としてこの判断に反対の意見だった旨の記載があり、武漢ウイルス研究所の精査の道のりが果てしなく困難であることを改めて世界に認識させた。

また、テドロス事務局長は二〇二二年二月、武漢における初期の患者群に関する調査の評価状況や、二〇一九年に武漢や湖北省の市場で動物への暴露があった労働者の検体および抗体検査の結果、研究所漏洩説に関する追跡調査や追加情報について中国政府に問い合わせる文書を二回送ったことも明らかにしたが、中国からの返答の有無については、加盟国とのやり取りは非公開とするＷＨＯの規則により記載しないとしていた。

ＳＡＧＯのレポートは、武漢での〝合同調査〟の過程で、中国サイドからＷＨＯサイドに提供された動物やヒトの検体やサーベイランスなどに関するデータがこの二年間、査読のある専門誌に一本も論文として発表されていないことについては厳しく指摘していた。つまり、ウイルスの起源に関する中国発のデータは、新型コロナウイルスが公式に確認された日から二年半、武漢の合同調査から一年半以上が過ぎた時点でも当局の発表しかなく、政府とは関係のない研究者の書いた武漢の市場の論文を除けば、中国発の信頼できるデータは何ひとつ存在していなかったことになる。

獣医学者でSAGOを統括するWHOのマリア・ファン・ケルクホーフェ氏は会見で、SAGOは新型コロナウイルスの起源を見つけるために作られた組織ではなく、WHOに新型ウイルスの起源を理解するために必要な研究に関する助言を行う組織であるとして、二〇二一年一月に中国と合同調査を行った専門家チームとは別組織であることを強調した。一方で、「WHOはSAGOが必要だと助言する調査を中国で実施できるのか?」とのメディアからの質問に対し、「すべての政治を排除できるとの幻想は抱いていないが、答えが出るまでできることは引き続きすべてやっていく」と答えた。

SAGOのレポートが発表された二〇二二年六月当時、筆者はWHOの専門コンサルタントを務めていた。よって守秘義務があり、詳細を書くことはできないが、仮に現地調査が必要だとしてもWHOは現地に赴く義務を負うものではなく、中国も含め、その国からの招待があった時、初めて現地入りすることができる組織である。よって、武漢の再調査に関する中国政府との交渉は、この時点ですでに停止していたと考えてよい。

二〇二三年二月十四日、「ネイチャー」誌はWHOがすでに武漢の二回目の現地調査を断念していることを指摘した。

塗り替えられた国際保健地図

二〇二二年のWHO総会とSAGOのレポートの内容を見届けた筆者は、一九四八年の設立以来、WHOを中心として進められてきた国際保健の地図が塗り替えられたことを確信した。

WHOが自らを呼ぶ際、好んで用いる言葉に「テクニカル・エイジェンシー（専門機関）」がある。「科学的・医学的な推奨を行う、政治的に中立な組織」という意味合いだ。しかし、WHOにおける国ごとのスタッフ数やプロジェクト数は、加盟国の拠出金の額に応じて決まっている。そのためWHOは決して政治的であることを免れない。

二〇二一年、WHOへの最大の拠出国は、戦後、最大の拠出国の位置をひた走ってきたアメリカではなくなった。それは、二〇一九年に日本を抜いて第二の拠出国となった中国でもなく、第三位の日本でもなかった。アメリカに代わって最大の拠出国となったのは、筆者の暮らすドイツだった。二〇二一年九月、ドイツ連邦政府は一億ドルの巨額を投じて、新センター「パンデミックとエピデミックのためのWHO情報ハブ（WHO Hub For Pandemic and Epidemic Intelligence）」をベルリンにオープンさせ、WHOからもその寛容な拠出に感謝の意が表明された。「戦勝国クラブ」と呼ばれる国際連合（国連）の一部組織であるWHOにおいて、敗戦国が最大拠出国となったのは史上初めてのことだった。

これら一連の事実が意味しているのは、アメリカと中国という大国がWHO内における覇権争いをやめたということ、つまり、ＷＨＯは国際保健上の重要課題を議論し、解決していくための主舞台ではなくなったということだった。もっと言えば、ウクライナに侵攻したロシアを人権委員会から除名したが、肝心の安全保障理事会からは除名できなかった国連という枠組みが、もはや国際問題を解決していくための機能を果たせなくなっているということだったのだろう。

二〇二〇年、トランプ米大統領（当時）がアメリカのＷＨＯ脱退を宣言した際には多くの批判があった。しかし、そこには「国際保健地図が塗り替わりそうだ」という予感があった。その予感は、ついに現実のものとなった。

ＷＨＯに権限を！　パンデミック条約の行方

ＷＨＯと中国の合同チームによるウイルスの起源の調査報告書が発表された二〇二一年三月三十日、世界二十五カ国とＥＵ、およびＷＨＯの首脳は、国際保健上の危機に際しては世界が連帯してワクチンや医薬品の平等な配分などを行うものとする「パンデミック条約」の締結を提案した。仏「ル・モンド」紙はパンデミック条約について、「アメリカが作った『自由』を原則とする世界秩序に対してヨーロッパ式の『平等』を原則とする新秩序を提案するものだ」と報じた。

だが、それはあくまでもパンデミック条約の建前に関する評価であり、アメリカではなくヨーロッパを中心に世界秩序を組み立て直したいという希望に過ぎなかった。

パンデミック条約の最大の目的は、ＷＨＯに国権を超える強い実行権限を持たせることだった。つまり、パンデミック条約はＷＨＯを中心とする古い国際保健秩序をより強い形で使っていくという意志をもった条約だった。

国権を超える権限とは、IAEA(国際原子力機関)の「核査察権」や、WTO(世界貿易機関)の「貿易紛争解決制度」に相当するもので、念頭にあるのは、中国が拒否した場合でもウイルスの起源の調査などを強制的に受け入れさせるといった権限だった。

しかし、パンデミック条約は、まず二〇二一年五月のWHO総会で、中国やその盟友ロシアだけでなく、研究所の精査を含む武漢の再調査を強く主張していたアメリカの反対にもあった。判断は十一月開催の特別総会へと見送られることになったが、そこでも即時締結は見送られ、締結のための議論を翌三月までに開始することだけが決まった。報道によれば、確かに、二〇二二年三月から〝議論〟は始まったらしいが、国際協定は起草するだけでも複雑で時間がかかる。政府間交渉機関(INB)が国際文書の草案を二年以内に完成させた前例すらないというから、中国やアメリカを含む全加盟国が条約を締結し、WHOがその権限を行使するに至るにはまだ長い年月がかかる見込みだ。

パンデミックのはじまりから「中国寄り」「役に立たない」「存在意義が不明」などの批判を集めてきたWHOだが、WHOが「権威は持たされても権限は持たせてもらえない」のは、世界の大国が望んでいることなのだ。アメリカや中国がWHOを使ったゲームへの興味を失う中、欧州が資金を投入したところで、新秩序が成立するわけはない。WHOはこのままでは、「権限を持たない権威」として、今後もその場に据えられ続けることになるだろう。

自然変異説にせよ研究所漏洩説にせよ、中国は新型コロナウイルスの起源が解明されることを望んではいない。原因が違法な野生動物の取引であれ、研究所における感染事故であれ、批判の矛先は中国に向かうからだ。アメリカもまた、ウイルスの起源を解明することに本質的な興味はない。確たる証拠はないとしても、中国批判に使える何らかの材料さえあれば十分だからだ。

中国が三年経って公開した武漢市場の遺伝子情報

二〇二三年三月はじめ、フランスやアメリカなどの研究者は、中国CDCが二〇二〇年一月、武漢の湖北海鮮市場を閉鎖した際に市場の環境から採取したウイルス検体の生の遺伝子情報が、国際的ウイルスの遺伝子情報データベース「GISAID（Global Initiative on Sharing Avian Influenza Data）」に公開されていることに気づいた。GISAIDは二〇〇六年、世界の科学者が、インフルエンザウイルスがパンデミックにつながる変異を起こしていないかどうかを監視していくことを目的に作られた、非営利団体である。新型コロナウイルスがパンデミックを起こして以降は、コロナウイルスの遺伝子情報もシェアできるようになっていた。

研究者たちは、GISAIDからデータをダウンロードして、解析を行った。すると、市場のある地域から採取された検体の中には、新型コロナに感染することの分かっていた野生のタヌキのほか、マレーヤマアラシ、アムールハリネズミ、ハクビシンの新型コロナウイルスが含まれており、タヌキのウイルス量はヒトのウイルスの量より多かった。

研究者たちは、これらの野生動物に感染した新型コロナウイルスの遺伝子配列をほぼ完全な形（九九％以上）で再現することにも成功した。これら動物のウイルスの遺伝子配列は、いわゆる「武漢株」と呼ばれるヒトで確認された最初の新型コロナウイルスの遺伝子配列と九九%以上一致し、野生動物からヒトへのスピルオーバーを起こした「始原ウイルス」としての条件を満たしていた。

しかし、これらの動物のうち、中国とWHOの合同調査の報告書の中で、生きた、あるいは死んだ状態で検査したとして挙げられていた動物のリストにあったのは「ハリネズミ」だけだった。中国政府は、市場では「許可を得た農場で養殖された」野生動物しか売られていなかったと主張してきたが、実際はそれ以外の野生動物が生きたまま売買されており、それらの動物は新型コロナウイルスに感染して、ウイルスを広げていた。そして、そのことを中国政府はずっと知っていた、ということになる。

研究者たちは、論文を書く権利はデータの所有者にあることや、データは全体の一部に過ぎないことを考慮し、三月九日、中国CDCに詳細を問い合わせた。また、十日にはデータには野生動物の遺伝子が含まれていることも伝え、共同での論文発表を打診することにした。

すると、中国CDCからは、独自に解析をしてもらって構わないとの回答を得た。

ところが、三月十一日、GISAIDで公開されていた武漢の市場の遺伝子情報が非公開になった。また、データをダウンロードした研究者たちは、GISAIDにログインすることもできなくなっていた。

WHOやSAGOとも協議した結果、研究者たちは三月二十日、一連の経緯についての説明を添えた上で、解析を研究者の実績となる査読論文の形ではなく、単なる「レポート」の形でウェブ公開することにした。

こうした事態を受けたWHOのテドロス事務局長は、「中国は三年前にこのデータを共有すべきだった」、「中国が全情報を出さない限り、ウイルスの起源は未確定のままだ」とコメント。GISAIDは、非公開の措置はデータの所有者である中国の研究グループからの要請によるもので、アクセス制限は、論文の執筆に関するルールに違反したというGISAID自身の判断によるものだとした。

そんな四月五日、科学誌「ネイチャー」は、中国CDCが投稿した湖北海鮮市場の環境や動物から採取した千三百八十検体に関する論文を査読前の注をつけたままウェブ公開した。SAGOからも査読論文の発表がないことを指摘されていた中国が、パンデミックが始まって以来はじめて査読のある専門誌に投稿した論文だった。市場が閉鎖・消毒され、検体が採取された時点から三年の時間が経っていた。

論文によれば、二〇二〇年一月一日、中国CDCは市場の床や屋台の表面などの環境から九百二十三検体を、一月十八日からは、冷蔵庫や冷凍庫の中にあった売れ残りの肉、野良ネコやネズミ、水槽の魚などの十八種の動物から四百五十七検体を採取してPCR検査を実施したところ、環境から採取した検体のうち七十三検体が新型コロナ陽性を示したが、動物から採取した検体はすべて陰性だった。環境から得た検体のうち三検体からは、生きたままのウイルスを分離することにも成功した。これは武漢株の新型コロナウイルスと遺伝子配列が九九・九九%〜一〇〇%一致していた。検体には、タヌキなど野生動物の遺伝子が含まれているものもあったが、これは、こうした動物が市場にいた、ということを示すものに過ぎない。

結論としては、新型コロナウイルス発生初期の二〇一九年末、武漢の市場ではすでに複数の動物の間で新型コロナウイルスが広がっており、どの動物が中間宿主であるかを特定することはできなかった。また、十二月のはじめにはすでにヒトでの感染が広がっていたことから、感染したヒトが市場に新型コロナウイルスを持ち込み、それが動物に広がった可能性がもっとも疑われる。

論文では、これまで否定していた、生きたままの違法な野生動物の取引を認めた形にはなった。しかし、論文発表を受けた「環球時報」は四月九日、動物の検体はすべて陰性だったことから中国CDCは市場で採取した新型コロナウイルスは、あくまでも市場の外で感染したヒトが持ち込んだものであるとの認識であることを強調した。また、GISAIDへのデータは論文の査読用にアップロードしただけで、所有者への断りもなく公開したのはGISAID側のミスである。中国CDCはGISAIDに、査読者だけがアクセスできる形でさらなる遺伝子情報を追加アップロードした、ともした。

自然変異説を支持する証拠はあったが、スピルオーバーはあくまでも市場の外で起きたのであり、杜撰な野生動物の取引はパンデミック発生の原因ではない。最初に感染したヒトもあくまでも市場の関係者で、研究者ではないから研究所漏洩説も否定できる、と言いたいわけだ。

「レポート」を書いた研究者らは、解析は査読論文の形をとらずに公開し、中国CDCにも入れるなどルールは守っていた、また、こうしたGISAIDの対応は、遺伝子情報をタイムリーかつ広くシェアするというGISAIDの趣旨に反するものであるとも訴えた。しかし、GISAIDは「レポート」はまるで〝スクープ〟のような形で、中国CDCのネイチャー論文が公開されるより先に公開された」としてこれを退けた。

報告書を書いた「濁った水たち」の正体

武漢の市場の遺伝子の一件がひと段落した四月一七日、中国のこうした消極的情報共有の流れに水を差す事件が起きた。米共和党の元上院議員リチャード・バー氏が指示した、研究所漏洩説を支持する独自調査の報告書の全文が公開されたことだ。報告書の概要は半年以上前に公開されていたが、全文の方は一月のバー氏退任後に完成したという話で、「AXIOS」という耳慣れないメディアが情報公開請求して公開した形を取っていた。報告書の著者は「濁った水たち(The Muddy Waters Group)」と匿名で、表紙には赤いコロナウイルスが黒い沼に沈む、おどろおどろしいイラストがついていた。報告書によれば、二〇一九年秋、武漢ウイルス研究所ではワクチン開発関連の感染事故が二回あったことが疑われ、ワクチンの完成時期からさかのぼって計算すれば、中国では二〇一九年一〇月には二種類の新型コロナワクチンの開発が始まっていたといった〝状況証拠〟があるという。

確たる情報も新しい情報もなかったが、ひとつだけ驚くことがあった。前章でも登場した米「ワープスピード作戦」の立役者のひとり、ロバート・カドレック氏がAXIOSにこの報告書の筆頭著者としてコメントしたのだ。つまり、「濁った水たち」の正体は、トランプ政権のバイオテロ対策のトップを務めた医師だった。カドレック氏はワープスピード作戦の立ち上げの際、ウイルスの起源として研究所漏洩も疑うと発言していたことについてはすでに書いた。

こうした相変らずの状況の中、何よりもファインプレイを見せたのは、海外の研究者やWHOの批判を退け、中国の研究者が論文発表に必要な情報を安心して提出できる環境を整えることで、中国が世界との共有を拒んできたデータを引き出すことに貢献したＧＩＳＡＩＤではなかったか。

　もっとも、ＧＩＳＡＩＤが中国から必要な情報のすべてを引き出せるのか、引き出した情報を本当に公開できるのかは相当に不透明だ。それでも筆者がＧＩＳＡＩＤの采配を評価するのは、中国ＣＤＣの研究者たちは、さまざまな制約や圧力の中でも、科学者としての信念は失わずに仕事をできていると信じたいからだ。

　武漢の市場の遺伝子情報の一部がはじめて世界と共有された二〇二三年三月までに、新型コロナウイルスは世界で六百五十万人の死者を出した。もし、世界がこれからもウイルスの起源の解明を続けようと思うのであれば、中国の研究者たちを逃げ場のないところまで追い込まないこと、どんな形であれ、中国の内部に留まっている情報をひとつでも多く中国の外側に引き出していくこと、このふたつが必須となるだろう。

パンデミック再発防止の枠組みはないという現実

　最後に、忘れてはならないのは、これだけの被害を経験しても人類はなおパンデミック再発防止のための枠組みを持っていないことだ。ＷＨＯを中心とする体制がうまく機能していないのであれば、それに代わる枠組みが必要だが、その枠組みを作っていくイニシアティブもない。

　もし、自然変異、つまりヒトが野生動物と密な接触をくり返すことが始まりだったのだとすれば、国連食糧農業機関（ＦＡＯ）がＷＨＯと連携するなどして、野生動物との接触や取引に関する国際的なルールやその遵守状況をモニタリングするシステムをつくり、それをすぐにでも機能させる必要がある。しかし、現在までのところ、これに相当するものは存在せず、議論もされていない。

二〇二〇年一月、中国政府はいっさいの野生動物の取引を禁止する「禁野令」を発令した。二月には、全国人民代表大会（全人代）が野生動物の違法取引の全面禁止、野生動物虐待の悪習の排除、人々の生命と健康の保護に関する決定を発表し、保護動物や野生動物（飼育下繁殖を含む）の消費を禁じている。五月、農業農村庁（大陸農業農村部）は「全国家畜家禽遺伝資源目録」を発表し、食用を許可する家畜・家禽三十三種を初めて明記したほか、九月には、林野庁（林業和草原局）がタケネズミ、ハクビシン、ヤマアラシの養殖を十二月末まで停止するよう通達を出していた。しかし、二〇二二年六月十七日、「禁野令」は解除となった。

一方で、もし、研究所漏洩が始まりだったのだとすれば、機能獲得実験やラボの管理運営など、バイオセイフティに関する規制やその徹底が必要となってくる。しかし、たとえば、全米科学アカデミーがバイオテクノロジーの軍用・平和利用の二重性（デュアルユース）に関する問題点と提言をまとめた報告書、通称「フィンクレポート」の刊行は二〇〇四年、WHOによるバイオセイフティのガイドラインも二〇一〇年の改正版が最新といった具合に、その取り決めをしたのはかなり前の話で、見直しも、本当に提言やガイドラインが守られているのかについての検証もない。

フィンクレポートもWHOガイドラインも、教育やトレーニング、研究倫理に基づくセルフガバナンス（自己管理）をもってすれば、テクノロジーの誤用は避けられるとしているが、意図せぬ事故への予防策はそもそもはっきりしていない。

偶然、ウイルスの毒性や免疫回避能力を増強してしまうことはある。平和利用を目的とした研究の中で、それが起きることもある。

実際、二〇〇一年にはマウス痘ウイルスのコントロールを目的にマウスの不妊ワクチンを開発しようとしたオーストラリアの研究者が、マウス痘ウイルスの病原性を意図せずして致死的なレベルに高めた。二〇〇二年、アメリカの研究者は治療薬の開発を目的として天然痘の毒性を決める部位を特定し、結果として、天然のものより毒性の高い天然痘ウイルスを合成する道筋を示した。二〇一〇年、燃料を産生する微生物の開発を行っていた米クレイグ・ベンター研究所は、遺伝子設計によりまったくのゼロから「合成生命（synthetic life）」を誕生させている。

こうしてできた新しい病原体が、些細な手順（プロトコール）違反などにより感染事故を起こせば、パンデミックが起きる可能性は否定できない。

自然変異であれ、研究所漏洩であれ、パンデミックの再発を防止する枠組みづくりはまったくの手つかずのままだ。このままでは、そう時間を置かないうちに、次のパンデミックは起きるだろう。一国のみで対策を強化したところで、パンデミック発生のリスクを減らせないことは自明だ。対立し合う国も巻き込み、国際協調しながら、各国は「ウイルスからの守り」を固める必要がある。

第8章

ワクチンを接種しない自由

本章では、「パンデミックという緊急事態における自由や民主主義の価値や意味について考える」というこの本の冒頭で設定した問いの一つに立ち返り、ワクチン接種や陰性証明の義務づけなど日本ではほとんど行われることのなかった、個人の自由を制限する欧州の新型コロナ対策の変遷を見てみたい。

日本では全体主義を想起させる個人の自由の制限は民主主義に反するとされ、感染症対策の基本となる法律もそれを最初から不可能にしていた。そのため、パンデミックという緊急事態でも自由が制限されることも、自由の意義を問い直すような議論も起きることがなかった。

対する欧州では、パンデミックのような緊急事態では、全体のために個の権利や自由を一定の範囲や期間で制限することは必ずしも非民主的ではなく、必要な場合には、国民の合意を取りつけた上で制限を実施することが民主主義の本質であると考えた。

もっとも、欧州でも自由を制限することに関し、すべての国民の合意を得ることは容易ではなかった。大規模なデモ、特に反ワクチンやそれに加担する極右・極左団体の躍進、コロナ不況で募った不満を爆発させた労働者の暴動など、各国は想定外の障害に苦しみながら政策を徹底させる道を模索した。その結果、二〇二二/二三年の冬に医療がひっ迫しないことを恐る恐る見届けた後、欧州では、パンデミックは完全に「終わった問題」となった。

確かに、日本では本当に旅行ができなくなったことも外食ができなくなったことも一度もなかった。ワクチン接種やコロナ陰性の証明、マスクの着用などを強制されることもなかった。欧州における反ワクチンデモの報道を受けた日本では、「欧州のコロナ対策は非民主的」で「日本のコロナ対策は世界一民主的」と評する向きすらあった。

しかし、日本では不自由で窮屈に感じられる時間が、欧州よりずっと長く続いているのは事実だ。もし日本が本当の意味での不自由さのないポストコロナの社会へ移行したいと願うのであれば、また、もし次のパンデミックでも同じような状況をくり返したくないと思うのであれば、欧州の経験はきっと参考になるだろう。

ハンブルクで再燃したデモ

沿道には天使の羽根の飾りをつけた三歳くらいの女の子とその母親らしき女性たちがいる。母親たちも白っぽいツリーライトをからだに巻き付け、小型バスから聞こえてくる音楽に合わせて子どもたちと楽しそうに踊っている。

市の中心から北側に広がる、皇居をひとまわり大きくしたサイズのアルスター湖に目を移すと、まだ午後三時半だというのにクリスマスマーケットの灯りがつき始めている。きょうの日の入りは午後四時一分。ヨーロッパの冬は暗い分、イルミネーションやキャンドルの灯りが明るい。

そうだ、クリスマスはもう来週だ。しかし、小型バスから聞こえてくるのはクリスマスソングではない。イタリア内戦時に歌われた反ファシズム歌「さらば恋人よ（ベラ・チャオ）」やフランスの革命歌「ラ・マルセイエーズ」のメロディー、何の曲かは分からないが軽快なラップや穏やかなフォークソングも聞こえている。

「自由を！　自由を！　自由を！」
「ファシズムを許すな！」
「ナチスは消えろ！」

クリスマスのパレードではない。二〇二一年十二月十八日、筆者の暮らすドイツのハンブルクで起きた、その年最後にしてその日全独最大となった反新型コロナワクチンデモの様子だ。

ドイツのワクチン接種率は、早くから接種義務化を推し進めてきたフランスやイタリアなどに比べると低く、ワクチンを接種する意志のある人の割合を示す「一回接種率」は、もう何カ月も七〇％前後をさまよい続けていた。

ドイツ政府は接種義務化に消極的だった。理由はシンプルだった。二〇二一年の九月末、十六年にわたってドイツ連邦共和国の首相を務めたキリスト教民主同盟（ＣＤＵ）のアンゲラ・メルケル氏が退任し、四年ぶりとなるドイツ総選挙が行われることが予定されていたからだ。どの党も国民の反発必至のワクチン接種義務化を議題にすることを避けていた。ＣＤＵが敗退し、オラフ・ショルツ氏率いる社会民主党（ＳＰＤ）が勝利しても、突然その状態が変わることはなかった。

ところが、十一月も最終週に入るとドイツの一日当たりの新規感染者数は七万人を超え、毎日のようにパンデミック開始以来最高の数字を更新するようになった。同じ頃、南アフリカで新たに発生した「オミクロン株」がＷＨＯから「懸念すべき変異株」に指定された。十一月二十七日にはドイツ国

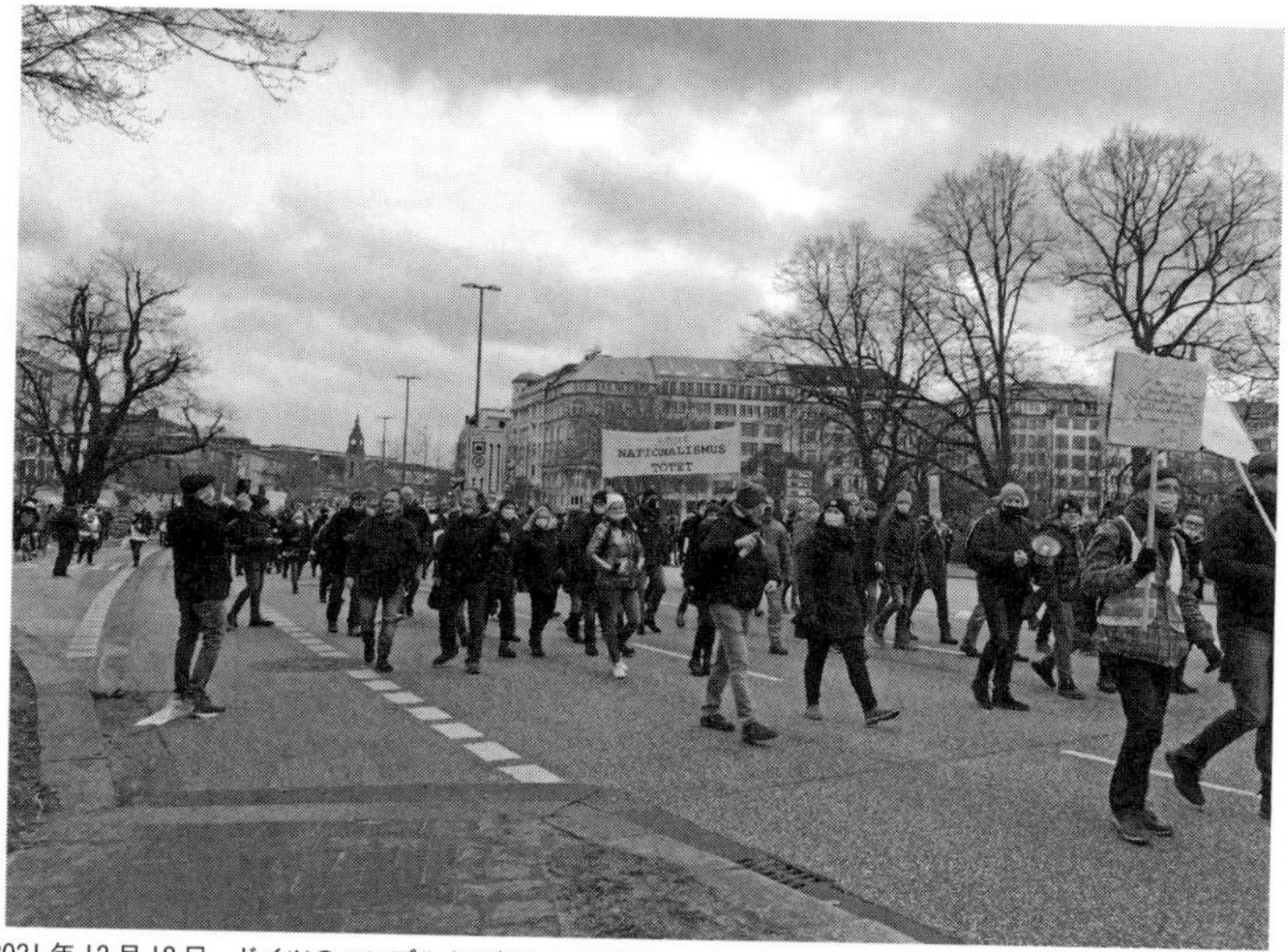

2021年12月18日、ドイツのハンブルクで起きた反新型コロナワクチンデモ（筆者撮影）「ナショナリズムは死んだ」など、ワクチンと関係のないプラカードも見える。

内でも二人のオミクロン株感染者が見つかったこともあり、ドイツもワクチン接種を急ぐ必要があった。

首相職の退任式をその日の夜に控えたメルケル氏は十二月二日、次期首相のショルツ氏と会談し、今後はあらゆる公共の場への出入りにワクチン接種証明を求める「非接種者のロックダウン」を実施し、翌二〇二二年の春までに十八歳以上の全国民にワクチン接種を義務化する方針を発表した。批判も多かったが、ドイツが直面した数々の危機を十六年という長きにわたって乗り越えてきたメルケル氏の置き土産だった。続く十日の連邦議会では、翌年三月から医療・介護施設の職員にワクチン接種を義務づける法案が可決された。

目の前のデモは、こうした政府の動きを受け、夏場のデルタ波収束とともに一度は大人しくなっていた反ワクチンデモが再燃したものだった。

デモ隊が訴えていたのは、ワクチン非接種者のみのロックダウンやワクチン接種の義務化は、ワクチンを接種しない自由やワクチン非接種者の自由を奪うものだという話だった。こうした政策は、ワクチンを接種しない人に対する一種の迫害だとして、ユダヤ教のダビデの星の旗を掲げるグループもいる。ドイツではホロコーストやナチスは絶対的タブーであるのと同時に、紋切り型のファイティングポーズとして冷めた目でも見られている。

しかし、反ファシズム歌や革命歌のメロディーがどんなに物悲しくても、ワクチンに反対する替え歌の歌詞に切実さはない。温暖化への反対デモでは目をキラキラさせて先頭に立っている十代、二十代の姿もほとんどなく、参加者の平均年齢は四十代から五十代といったところだろう。

実のところ、訴えの内容もバラバラだった。子どもへの接種推奨、医療・介護従事者の接種義務化、ワクチン非接種者の行動制限への反対――。このあたりまでは分かる。ところが、反ワクチンと移民排斥をセットにして訴える右翼団体もいれば、移民排斥とファシズムには反対で、ワクチンにも反対だという左翼団体もいる。「階級闘争だ!」という横断幕を掲げるグループ、「資本主義反対」のプラカードを持つ人、ワクチンによる分断に反対するとして「連帯」や「団結」の旗を掲げるグループもある。地元サッカーチーム・ザンクトパウリのロゴの付いた巨大なレインボーフラッグ(LGBTQ解放運動の象徴)を振り回して「自由を!」と叫んでいる人もいれば、布教本を手に宗教活動を行っている人もいる。

要するに何でもいいのだろう。不満をぶつけることさえできれば。もはや矛先はワクチンでなくてもいい。本当にワクチンは危ないと思っているのかも、接種義務化は自由の侵害と思っているのかも相当に怪しい状態だ。パンデミックが長引き格差が広がる中、ポピュリズムや排外主義がはびこり、宗教活動が活発化するのは世界各国で見られた現象だ。

右翼と左翼と自然思想

ドイツでは、安全性に対する懸念からワクチン接種に反対する市民がさまざまな政治団体と共に反ワクチンデモを行う様子が、中でも、極右団体と行進をする姿がくり返し報じられてきた。

二〇二一年九月末の総選挙では、移民排斥を掲げる極右政党「ドイツのための選択肢（ＡｆＤ）」が反ワクチンを公約に大きく掲げ、ザクセンとテューリンゲンの旧東ドイツ二州で勝利した。ザクセンのワクチン接種率は著しく低く、オミクロン株の流行が始まった十一月十八日時点での十八歳から五十九歳の生産年齢の接種率は五九・四％だった。ドイツ北西部の都市、ブレーメンにおける同じ年代の接種率が九四・五％であったことと比較するとその差に驚くだろう。接種率の差は流行状況の差となって表れ、ワクチン接種率の低い旧東ドイツを中心に「東高西低」の感染爆発が起きた。

もっとも、こうした現象はドイツだけに見られたことではなかった。それまで反ワクチンと言えば自然志向の強い、どちらかというと左がかった人たちのものだと考えられていた。しかし、世界中のメディアが「反ワクチンの右傾化」を報じていた。ドイツ以外の欧州諸国はもちろんのこと、アメリカやカナダ、オーストラリアでも、反ワクチン運動への極右団体の関与が取りざたされていた。中でも、Qアノン、水平思考者（クヴェアデンカー、違った物の見方をする人、の意）など「コロナは風邪」といった陰謀論を掲げて反ワクチンデモを行う極右団体は、その突拍子もない主張や暴力的な抗議スタイルからメディアの注目を集めた。

パンデミックのはじめ頃、こうした流れを象徴する存在としてドイツで目立っていたのは「極右ドイツ国粋主義者」を自称するトルコ系ビーガン（完全菜食主義）シェフ、アッティラ・ヒルドマンだった。ヒルドマンはベルリンに住むトルコ人家庭に生まれたが、生後すぐドイツ人家庭に養子に出されて育ったことから、トルコとドイツの二重国籍を持つ。少年時代は暴力事件の被害者や加害者として過ごし、少年院で三カ月半を過ごした。二〇〇〇年、養父が心筋梗塞で亡くなると、過剰な肉食が原因だったと考え、ビーガンに転向。ビーガン料理のブログや本の執筆を始め、テレビでも人気を博するようになると、自らも移民のルーツを持つにも関わらず、なぜかユダヤ人や移民全般に対する差別的発言を始めた。かねてからホロコーストを否定し、メルケル前首相はユダヤ人などと主張していたヒルドマンは、新型コロナに際しても「マスクやワクチンを強要するメルケルよりヒットラーの方がましだ」とする街頭演説を行ってソーシャルメディアのアカウントを削除され、現在も千件以上の民衆扇動罪、侮辱罪で起訴されている。

それでも、反ワクチン運動をヒルドマンやAfDがやっている分には構わない。ドイツの市民がより複雑な思いで受け止めたのは、オーストリア人の思想家で教育学者のルドルフ・シュタイナーの教育哲学を実践する、シュタイナー学校の教師や保護者が、極右団体と共に「コロナは風邪」などのプラカードを掲げ、反ワクチンデモの先頭に立ったことだろう。

シュタイナー学校は、自然志向と創造性を重視した独自の教育を行う私立学校である。その教育スタイルは、昨今の環境問題等への関心の高まりのなか、一般市民にも概ね好意的に受け止められてきた。

しかし、シュタイナーの著書には「病気は子どもの成長の一部であり、これを防ごうとしてはいけない」「子どもの創造性は、熱を出すたびに育つ」などとする一節があり、感染症や発熱を予防するワクチンを全般に否定している。そのため、シュタイナー学校の関係者にはもともとワクチンに消極的な人が多く、パンデミックの前から、ドイツ全国に三百校あるシュタイナー学校が近年の麻疹流行のホットスポットともなっていた。

ルドルフ・シュタイナーは強硬な反ユダヤ主義を唱えたことでも広く知られている。もちろん、シュタイナー学校の関係者がすべて排外主義者だということは決してない。しかし、パンデミックという危機に際し、良識ある市民と考えられていたシュタイナー主義者たちが極右団体と共にワクチンに反対して行進する姿は、民主主義の根幹を揺るがすような衝撃を与えたことは間違いがなかった。

マスク着用やワクチン接種証明書があらゆる場面で求められていた二〇二一年には、ドイツ各地のシュタイナー学校の校医が生徒や職員に〝呼吸困難症のためマスクの着用ができない〟などとする「診断書」を発行し、学校でのマスク着用義務がある中でもマスクを着用させなかったなどの問題で起訴される事件も相次いでいた。

【コラム5】 新型コロナパンデミックとシュタイナー主義

二〇二一年五月、半年に及んだロックダウンが解除となり、ハンブルク市立美術館を訪ねた。ほぼ一年ぶりの美術館だった。

隔週で出演している日本のラジオ番組でそのことを話すと、「その美術館で、お好きな絵はあるんですか?」と台本にない質問をされたので、とっさに「パウル・クレーの『金魚』という絵です」と答えた。

パーソナリティの寺島尚正さんはクレーを知らなかったようだ。でも、絵の名前は覚えていてくれたらしく、次の放送で、「クレーの『金魚』には詩人の谷川俊太郎さんが詩を書いておられるようですよ」と、教えてくれた。

その詩はこんな詩だ。

「黄金の魚」

おおきなさかなはおおきなくちで
ちゅうくらいのさかなをたべ
ちゅうくらいのさかなは
ちいさなさかなをたべ

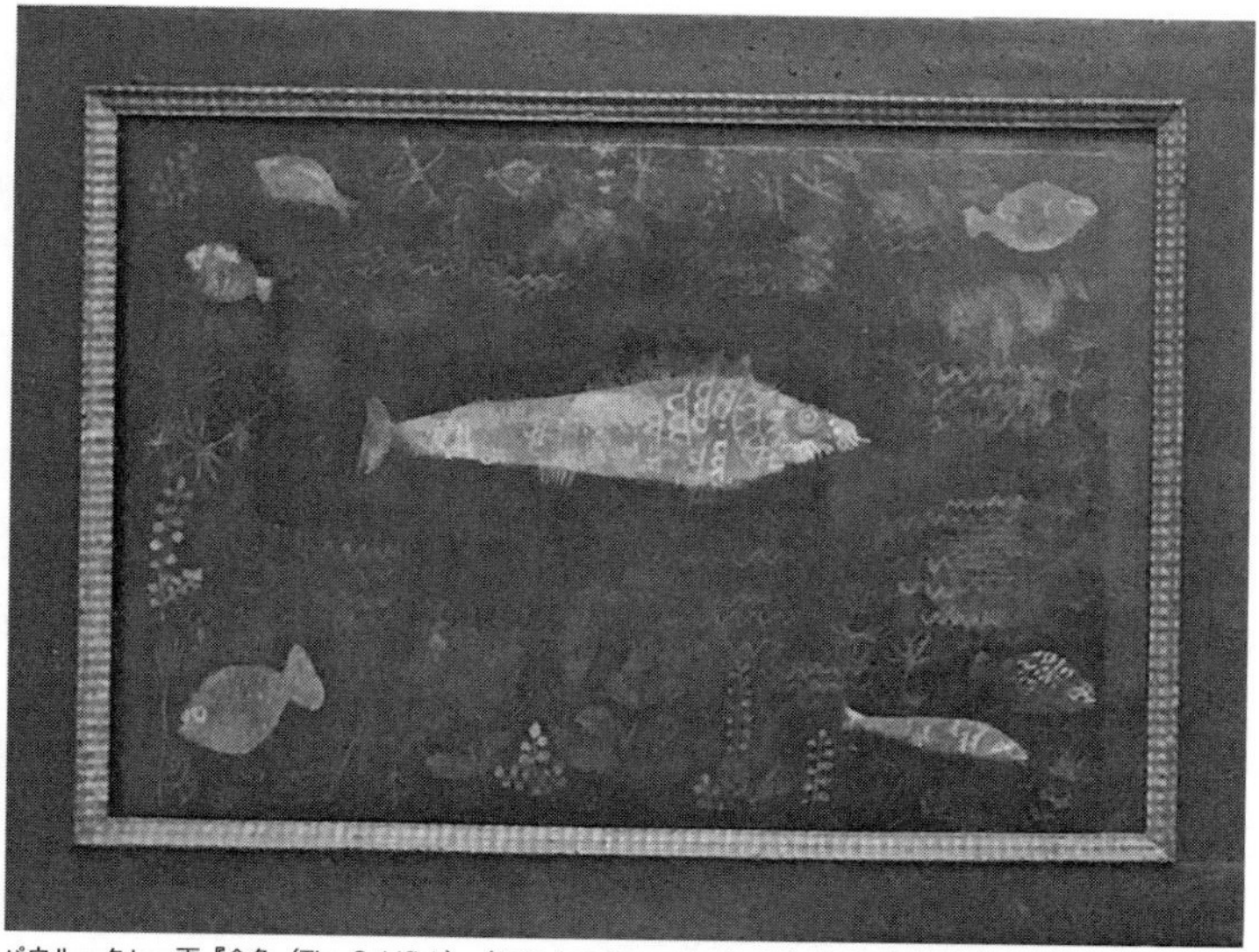

パウル・クレー画『金魚（The Goldfish）』（2021年5月、ハンブルク市立美術館にて筆者撮影）

ちいさなさかなは
もっとちいさな
さかなをたべ
いのちはいのちをいけにえとして
ひかりかがやく
しあわせはふしあわせをやしないとし
て
はなひらく
どんなよろこびのふかいうみにも
ひとつぶのなみだが
とけていないということはない

クレーはスイス人の画家で、先述のシュタイナー教育やシュタイナー学校で知られる、ルドルフ・シュタイナーの影響を受けたことでも知られている。

シュタイナー主義において教育は、子どもが自由な自己決定を行える人間となることを助ける一種の芸術と見なされ「教育芸術」と呼ばれている。

教育芸術を実践するシュタイナー学校（Waldorfschule）では、決められたカリキュラムを教えることよりも、子どもたちの自然な成長を重視している。小学校の三年生になるまでは文字も絵も蜜蠟のクレヨンで書かせ、鉛筆は持たせない。五年生になるまでは、綴りの誤りも正さない。音楽の授業では独自の音階をもつ木の笛を用い、ケープのような衣装を着て行う「オイリュトミー」と呼ばれる体操と組み合わせたダンスを教える。校舎も遊具もすべて木でできており、美術の授業では粘土・石・木など自然の素材しか使わないなど、自然との触れ合いの中で創造性を伸ばすことを重視した一貫教育を「〇歳から十八歳までの包括的発達」を基本コンセプトとして行う。

こんなシュタイナー学校の関係者が、極右団体と共にワクチンに反対するデモを行い、驚きの目をもって受け入れられたことについては先に書いたとおりだ。

しかし、感染症と自然志向、排外主義は、もともと親和性の低いものではない。十四世紀に流行した腺ペストは「ユダヤ人が広げる病」と考えられ、欧州各地でユダヤ人排斥につながった。筆者の暮らすハンブルクでも、一七一二年から一三年にかけて流行したペストの予防策として「ユダヤ人のハンブルクへの出入り禁止」が公式に掲げられ、十九世紀に再びコレラが流行した際にも同じ策が取られた。

ナチスも、有機農業、森林保護、野生動物の保護、環境教育、ホーリスティック医療や自然免疫による回復、ドイツ発の代替医療「ホメオパシー」などを推奨して、ワクチンに反対した。

一九六〇年代、七〇年代に始まるネオ・ファシズム、エコ・ファシズムの潮流も、ディープ・エコロジーなどの自然主義と「民族分離」「民族自決」の考えが拡大解釈して結びつけられるなかで生まれたものだった。

パンデミックの収束した二〇二三年一月現在、今でも同校のパンデミック対応をめぐるメディアの誤解に苦慮しているという「自由シュタイナー学校協会」のウェブサイトには、以下のような記載がある。

「シュタイナー学校協会は、教育団体としてワクチンに関する推奨はしていませんが、保護者には小児科医の医学的アドバイスを参照してもらっています。これはシュタイナー学校に子どもを通わせる保護者たちは、ドイツ予防接種常設委員会（STIKO）の推奨を考慮し、自分の子どもにワクチンを接種させるかどうかを自分で判断する分別があるという認識に立ってのことです。

（中略）

2010年代に書かれたこの声明は、2020年代の今日でも重要な意味を持っており、『ワクチン忌避を許すもの』でも『反ワクチン運動家になることへの呼びかけ』でもありません。自由シュタイナー学校協会はここにパンデミック対策を遵守することを強調し、パンデミック収束にワクチンが貢献したことを承認します」

パンデミックのような緊急事態においても、科学とは別の理由でワクチンを忌避する人たちにワクチンを接種してもらうにはどうしたらいいのか。これはドイツやシュタイナー学校に限った話ではなく、世界中の民主主義国家における大きな課題となっている。

「リベラルだから反ワクチン」という誤解

連邦制をとるドイツでは、連邦政府（中央）の権限は弱く、州政府（地方）の権限が強い。新型コロナに関する行動制限も、連邦共和国の首相であるメルケル氏と各州首相の合意に基づき、州ごとに定められていた。

そのため、ある州では陰性証明があってもワクチン接種証明がなければ交通機関も商業施設も利用できないのに、隣の州まで行けば陰性証明だけで何もかもが利用できてしまうといった足並みのそろわない状態が続いており、これがワクチン接種率を伸び悩ませてもいるとして問題になっていた。

二〇二一年十一月三十日、ドイツ連邦裁判所は、四月に発効した改正感染症予防法に基づき、ドイツの全州一律に厳しい行動制限を課すことは「合法」とする判断を示した。これを受け、首相退任間際だったアンゲラ・メルケル氏は十二月二日、置き土産としてドイツ全土での「ワクチン非接種者のロックダウン」を行い、翌春を目途に全国民にワクチン接種を義務化する方針を発表したことについてはすでに書いたとおりだ。

続く十二月十日のドイツ連邦議会では、医療・介護施設の職員にワクチン接種を義務づける法案が可決された。賛成五百七十一票、反対八十票、棄権三十八票の圧倒的賛成多数の結果だった。

反対票を投じたのは、極右政党・ドイツのための選択（ＡｆＤ）と極左政党・左翼党（リンケ）の議員だった。ドイツでは「左＝リベラル」ではない。ＡｆＤもリンケも反ワクチンと移民排斥を訴えていることで共通している。ハンブルクでは、今回の総選挙で極右ＡｆＤを第一党として支持した人は五％、極左リンケを支持した人は七％と左右両極を合わせても一二％だった。これに対し首都ベルリンでは、それぞれ八％と一四％と、合わせて二二％に上った。

こうしたリベラルな政治背景もあってハンブルクでは、それまで大規模な反ワクチンデモが行われたことがなかった。

ところが、接種義務化の方針の発表以降、ハンブルクでは毎週土曜日に反ワクチンデモが行われるようになった。十二月四日のデモ参加者は五千人。パンデミック開始以来ハンブルクで行われたデモとしては最大となった。

移民排斥で反ワクチンの水平思考者や、反レイシズム・反ＬＧＢＴＱ差別で、かつ反ワクチンを主張する「立ち上がれ、ハンブルク（Hamburg steht auf）」など、公安がマークする極右・極左の団体がデモを呼びかけるようになると警戒はいっそう強まった。医療・介護職のワクチン接種義務化が決まった翌日、十二月十一日のデモの参加者は八千人となった。

そして、冒頭で触れたデモが起きた。デモの三日前の十二月十五日、ハンブルクでは州令で、屋外でも五百人以上の集会を行う際には医療用マスクの着用が義務となり、警察は違反者をデモや集会から退出させることができるようになっていた。事前参加登録者は前週二倍超の九千人、警備にあたる警察官の数は八百人との話だった。

この日は、マスクを外したデモ隊との衝突やテロの危険性もあるとして日本領事館からは警告も来ていたが、カメラを片手に筆者も取材に向かうと、警察が沿道に立ち並ぶなか、デモ隊はマスクを着用しながら二百五十人ずつのブロックごとに距離を保ち、平和に行進していた。隊を率いる小型バスからは拡声器で、「マスクは必ずするように」「われわれが安全にデモを実施できるようこれだけの警官が警備してくれている。ありがとう」といった、謙遜とも不遜とも取れる呼びかけが聞こえた。

拙いドイツ語力の筆者も耳をそば立て、プラカードや横断幕に目を凝らすと、

「わたしたちの子どもに手を触れるな」
「うちの子はおまえのヒーローなんかじゃない、ファイザーめ！」
「子どもには子どもの権利を！」

などのスローガンで子どもへの接種に反対する人が目につく傍ら、特定の職業の差別だとして医療者への接種義務化に反対する人、基本的人権の侵害だとして全国民への接種義務化に反対する人、自由権の侵害だとして接種しない自由を強調する人など主張はさまざまだった。

先に述べたとおり、ワクチンとは何も関係ない主張をしている人も大勢いた。

報道によればこの日のデモ参加者は事前登録者数を上回る一万千五百人で、その日に行われたデモとしてはドイツ最大となった。ハンブルクでのデモがドイツ最大となったのはこの日が初めてだった。極右・極左の団体だけでなく「反ファシズムアクション」など共産党系の団体、ハンブルクの外からの参加者も多かったという。翌週の土曜日は二十五日でクリスマスだからだろう。現金なもので、デモ終了後には「これがハンブルクで行われる二〇二一年最後の反ワクチンデモです」というアナウン

スまであった。

これまでドイツで反ワクチンデモが行われる場所といえば、首都ベルリンだった。しかし、ベルリンではかれこれ半年ほど前から州令に基づき、医療用マスクの着用などのルールを守らずにデモを行った水平思考者など数十の団体に対し、デモを目的としたベルリンへの出入りを禁じていた。

要するに、ハンブルクはリベラルな街だからワクチン接種にも自由を求める人々が多かったのではない。リベラルがゆえにデモ規制に慎重だったハンブルクに、ベルリンでデモをできなくなった人たちが移って来たというだけの話だった。

保守的で反ワクチン傾向の強いドイツ東部や南部では、警察官の数が少なく警備の手薄な中小都市を狙っての中小規模のデモが続いていた。大規模デモとの因果関係は不明だが、それまではワクチン接種率が高く感染者もドイツ随一の少なさだったハンブルクは二〇二一年十二月末、オミクロン株流行のホットスポットとなった。

【コラム6】 世界で初めての反ワクチン運動

反ワクチン運動の歴史は、感染症学の歴史よりも長い。

ヨーロッパで初めてとなるワクチンは、一七九六年、イギリス人医師エドワード・ジェンナーが考案した、牛痘にかかった牛のかさぶたを〝経験的〟に用いる天然痘ワクチン（種痘）だった。

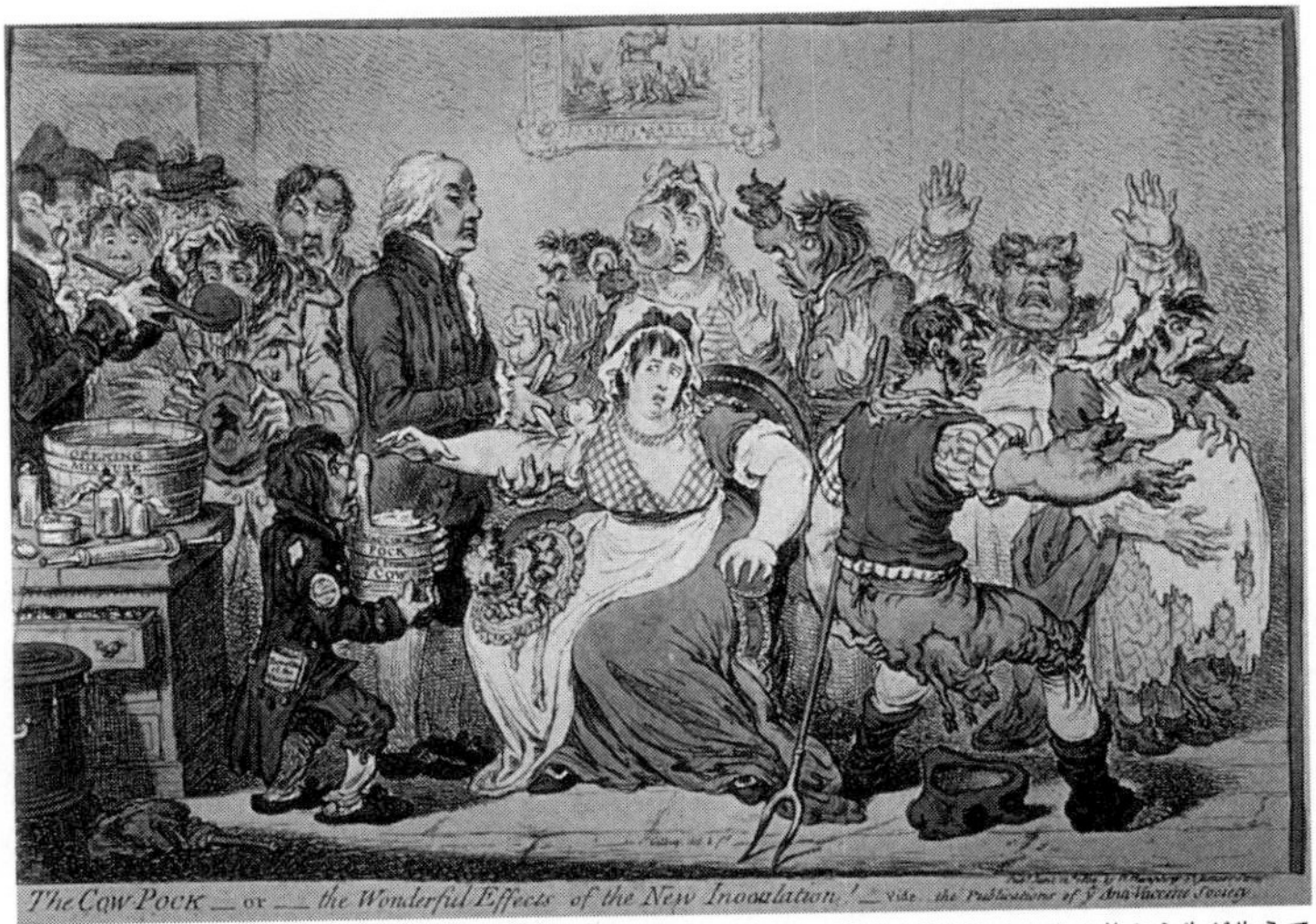
The Cow Pock __ or __ the Wonderful Effects of the New Inoculation! __

1802年、イギリスの反ワクチン協会の出版物に掲載されたイラスト。種痘を受けた人たちの体から牛が生えてきている（J・ギルレイ画、米国立医学図書館のウェブサイトより）

その後、種痘はドイツ、フランス、スペイン、オーストリア、ハンガリー、北欧、アメリカにまで普及し、一八一〇年から二〇年までに欧米の天然痘の死者は半減した。天然痘はそれまでに、黒死病による死者と第二次世界大戦による死者を合わせたのよりも多い死者を出していた。

つまり、ワクチンは一八七六年にコッホが炭疽菌を培養して微生物の存在を確認するよりも一世紀近く前から、そのメカニズムも安全性も分からないまま使われ、多くの命を守っていた。

しかし、経験的に種痘を用いることは、種痘を受ける側の人たちの不安を呼び起こした。牛のかさぶたからできた種痘を接種すると、牛のような角やしっぽが生えてくるという噂が流れた。

種痘には、ヘビ毒、コウモリの糞、ヒキガエルなども入っており、接種した子どもが、牛の角を持つミノタウロスやヘビの首を持つヒドラなどの怪物になったという絵もばら撒かれた。

一八五〇年代に入ると組織的な反ワクチン運動が始まった。

ポール・オフィット著『反ワクチン運動の真実』によれば、きっかけは現代と同じで「接種義務化」だった。

一八五三年、イングランドでは、労働者の生活と衛生環境を守ることを目的として、生後六ヶ月までの子どもに種痘を接種することを義務化する法令ができた。親たちは最初列をなして子どもに接種させていたが、やがて義務=強制ではないことに気づくと接種率はみるみる落ちた。

そこで一八六七年、子どもに種痘を接種させない親には罰金、家財の公売、入牢を科す条例ができた。事実上の接種強制だった。しかし、この条例が反ワクチン運動の引き金を引いた。

一八六六年にリチャード・ギブスとジョージ・ギブスの兄弟が設立した反ワクチン強制接種同盟（Anti-Compulsory Vaccination League）は、一八七九年までに全英に百の支部と一万人の会員を持つようになった。一九〇〇年までに、イギリスにはこれとは別に二百の反種痘同盟ができた。

一八八五年、ロンドンで母親たちが行った反ワクチンデモでは、黒衣の女性たちが、子どもの死を象徴する小さな白い棺桶を載せた霊柩車を囲み、「今年、種痘のために亡くなった一千人の子どもたちをしのんで」と書かれた横断幕を掲げ、ショパンの葬送行進曲を演奏しながら行進した。種痘を逃れるため、母親たちは子どもを隠したりもしたという。

暴徒化する反ワクチン

二〇二一年十月、筆者はイタリアを旅していた。長いロックダウンを終えた欧州では、二〇二一年六月頃までに欧州連合（EU）域内の移動制限が緩和され、ワクチン接種証明や陰性証明をウェブ登録するなどの少し面倒な手続きさえ踏めば、大方どこにでも旅行できるようになっていた。

七月に入り再びデルタ株による感染拡大が始まると、各国はワクチン接種を進めるため、接種証明書の「活用」を始めた。ワクチン接種証明書がなければ、レストランもホテルも利用できないようにする、電車にも飛行機にも乗れないようにする、といった策である。

イタリアに到着したのは十月十五日、ワクチン接種証明書「グリーンパス」を持たずに就労した人に最高で一五〇〇ユーロの罰金や停職を科すという法、すなわち、ワクチン接種証明書がなければ仕事も続けられないという状態を作って、仕事を持つ成人全員にワクチン接種を義務づける法律が施行されたばかりのことだった。

テレビをつけると、それに反対するデモのニュース映像が流れていた。デモは首都ローマから全国に広がり、北東部の港街トリエステでは、五千人以上の港湾労働者らが港の一部を封鎖。北部トリノ近郊にある自動車製造大手、フィアットの工場付近などでも従業員らによるデモが起きているとのことだった。パンデミック開始当初、人工呼吸器をつける人に優先順位をつけなければならない「命の選択」と呼ばれるような激しい医療崩壊を経験したイタリアでは、二〇二一年二月には五十歳以上の成人への接種義務化、三月には欧州で初となる医療従事者への接種義務化を導入するなど、欧州でも一、二を争うワクチンへの積極策を取っていた。

反ワクチンデモならドイツでもフランスでも起きている。イタリアのニュースを見て驚いたのは、体格のいい男たちが警察ともみ合い、煙のようなものまで上がって、デモというよりは暴動の雰囲気だったことだ。

十月十五日時点でのトリエステの労働者のワクチン接種率は約四〇%。イタリア全土の十二歳以上の新型コロナワクチンの二回接種率がすでに八〇%を超えていたことを考えれば、異様な低さだった。長引くパンデミックとパンデミックに伴う不況の中、エッセンシャルワーカーを中心とした労働者たちの不満は最高潮に達していた。この時点でワクチンを接種していない全国三百八十万人の労働者のほとんどが、港湾、運輸、医療を含む公共サービスの従事者だった。

注目すべきは、デモを支援していたのが労働者の権利や健康を守るための労働組合ではなく、ユダヤ人やムスリム、LGBTQの排斥を唱える「新しき力（Forza Nuova）」や「イタリアの同胞（Fratelli d'Italia）」といった極右・ネオナチ政党だったことだ。

労働者の権利や安全を守るための団体であるイタリア労働組合（労組）は、全労働者への事実上のワクチン接種義務化が閣議決定した九月、「労働者の働く環境の安全を確保するもの」として接種義務化への賛同を表明した。この時点で、イタリアの累計死者数は十三万人に達していた。「賛同を表明した」と書いたが、ものは言いようで、実際には、政府が労組の同意を取り付ける調整に成功したということだった。

しかし、このことにより、イタリアの反ワクチンデモの矛先は労組に向かった。グリーンパス導入の際も、デモ隊は労組本部を襲撃した。

ドイツでもイタリアと同じく労組が強いが、イタリアとは少し異なる状況があった。ドイツ労働組合中央組織やドイツ労働総同盟（ＤＧＢ）などの労働組合は、「従業員のワクチン接種情報は個人情報である上、接種は確実な感染予防にはならない」などとしてワクチンの接種義務化に反発していた。

これは、自分の重症化を防ぐという目的でワクチンを接種したい人が接種する分には構わないが、感染を広げないという目的でワクチンを強制されるのは納得いかないという、日本からは思いも及ばないような観点からの議論だった。一方で、オミクロン株による流行再拡大が始まった二〇二一年十一月、ドイツ雇用者協会連盟（ＢＤＡ）やドイツ機械工業連盟（ＶＤＭＡ）は「適切な感染予防・管理を行うためには、従業員のワクチン接種状況の把握が欠かせない」などとして、雇用者が、ワクチン接種証明を出さない労働者を解雇や停職にできるようにするための法整備を連邦政府に要請した。

つまり、ドイツでは雇用者側はワクチンに賛成、労組側はワクチン反対の構図で対立し、政府にはイタリアとは別の調整が必要だった。

追加接種しないと外食もできない「2Gプラス」

二〇二一年末、オミクロン株の拡大と反ワクチンデモが吹き荒れるなか、ワクチン接種義務化へと舵を切ったドイツはその後どうなったのか。

二〇二二年一月七日、ドイツではオミクロン株拡大に伴う追加接種加速のための戦略として、三回のワクチンを接種した証明書、もしくは最近、感染から回復したことの証明書がなければ、商業施設はおろか交通機関も飲食店も利用できないとするワクチン非接種者のロックダウン「2G（geimpft oder genesen：接種または回復済み）」を全独でいっせいに導入することが決まった。同時に、陽性者との濃厚接触があった人でもワクチンを三回接種していれば行動制限を求めないことも決まった。

つまり、2Gでは、従来の「3G（geimpft, genesen oder getested：接種、回復、または検査済み）」とは異なり、ワクチン接種証明に代えて陰性証明を用いることを許さない。これは当然、いつまでもワクチンを接種しようとしない人たちに、接種をしなければ本当にできなくなることが出てくることを宣言するのと同時に、ワクチン接種さえ済ませれば陰性証明を取らなくても行動制限を受けないというインセンティブを示し、ワクチン接種を促すことを目的としていた。

同年一月十日、ハンブルクは全独で初めて、2Gよりさらに厳しい「2Gプラス」を導入した。2Gプラスとは、公共施設の利用に際し、ワクチンの接種証明に加え、二十四時間以内に受けた抗原検査もしくはPCR検査による陰性証明を求める政策である。ハンブルクの市長は医師で、以前からハンブルクでは科学的根拠に基づく厳格なコロナ対策が取られていた。この日から、地元サッカーチームのザンクトパウリの試合も無観客となった。その後、陰性証明に用いる検査はPCR検査のみとする「3Gプラス」も場面によって取り入れながら、ワクチン非接種者の行動制限は強化されていった。

このドイツ全州一律での「ワクチン非接種者のロックダウン」の導入によってワクチン接種率も五%ほど改善し、二月七日、ドイツ全体での二回接種率は七四・五%となった。十二月に始まったばかりだった追加接種（三回目の接種）を受けた人の割合もあっという間に五四・五%となり、「基礎接種二回が終わっている人の追加接種は進んでも、一回も接種しない人の割合はほぼ不動」という状態が訪れた。

2G導入発表の翌一月八日は土曜日で、ハンブルクではまた反ワクチンデモがあった。参加者は一万六千人。再びドイツで最大となった。しかし、マスクを着用しないなど、コロナ流行抑止のためのルールを守らない参加者が多かったとの理由から、ハンブルクでもこのデモの後、州法でデモが禁止となった。それでも、翌週の十五日にはまだ約三千人が集まって反ワクチンデモを行った。しかし、この時は、反ワクチンデモの会場に別の約三千人が集まり、反・反ワクチンデモを行った。

この日を境として、ハンブルクでもデモらしいデモは行われなくなった。

一月八日のデモでは、興味深いものを手に入れた。沿道やバス停に置かれていた立派な本だった。タイトルは『大いなる戦い』。著者はアメリカの新興キリスト教団体「セブンスデイ・アドベンティスト教会」の創始者、エレン・グールド・ホワイト（一八二七－一九一五）だ。

セブンスデイ・アドベンティスト教会が本書に登場するのは二回目である。セブンスデイ・アドベンティスト教会の信仰では聖書の十戒、中でも「汝、殺すなかれ」の一節を重視しているため、信者は兵士として戦うことができない。一方で、政府を「神の制定した機関」と定め、国の法律を遵守することや非戦闘員として軍に奉仕することは正しいことであるとしている。そのため、同教会の兵士は、アメリカ陸軍研究所（USAMRIID、在フォート・デトリック）が一九五五年から七三年にかけて行った生物兵器の人体実験「ホワイトコート作戦」に自ら志願し、人間モルモットとなったこ

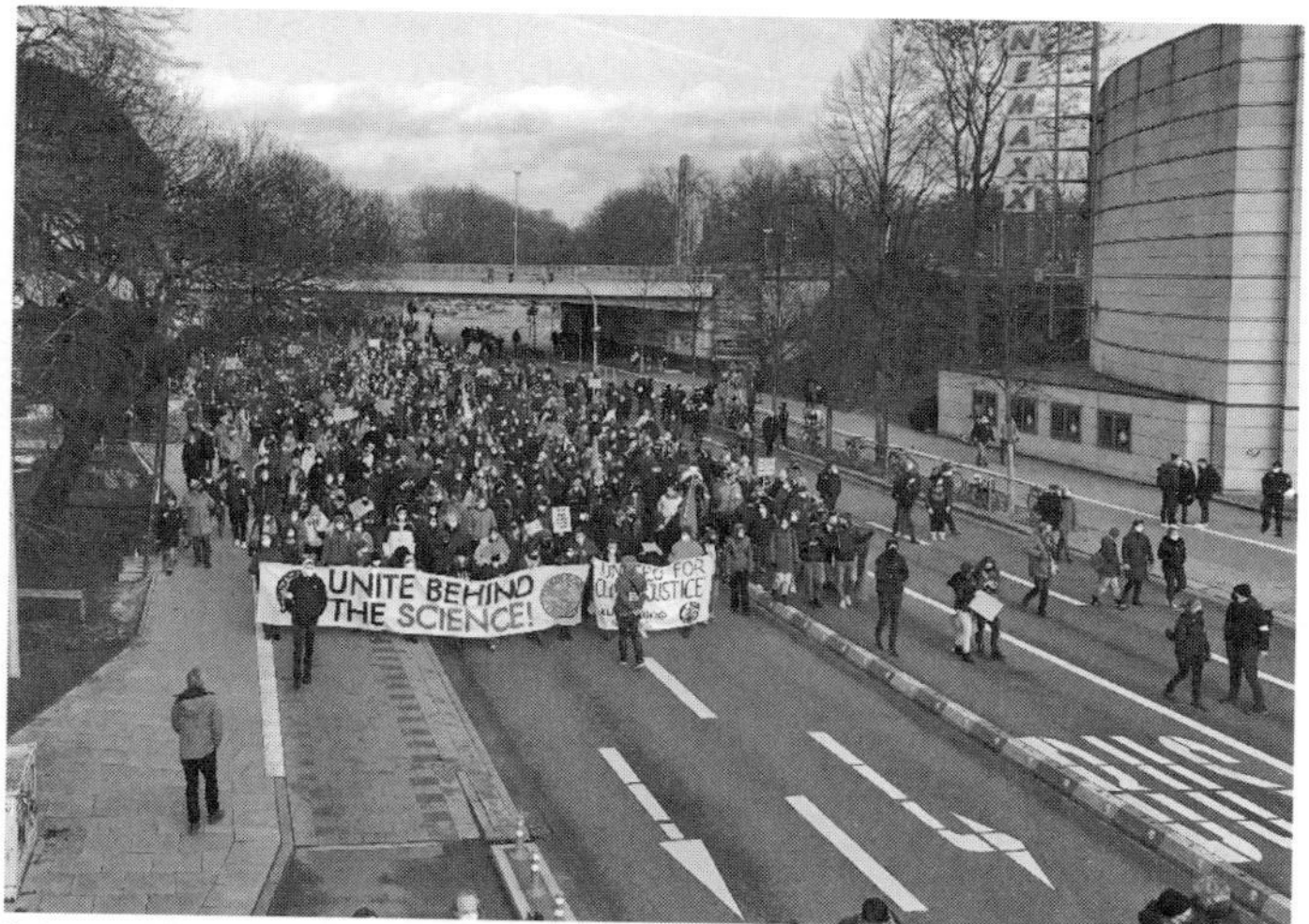

「サイエンスの後ろで団結を」の横断幕を掲げる〝未来のための金曜日〟の反・反ワクチンデモ隊（2021年12月、筆者撮影）同団体は環境活動家グレタ・トゥーンベリ氏の呼びかけで設立された。

とで知られている。

　こうした歴史的経緯も踏まえて筆者は、同教会のワクチンに対する姿勢を同教会のウェブサイトで確認してみた。

　すると、「わたしたちの健康に対する考え方は、創始者エレン・グールド・ホワイトの教えと査読を通った科学論文に基づいています。わたしたちは責任あるワクチン接種を推奨し、積極的な予防接種プログラムに参加することに反対する宗教的な理由を持ちません。〝集団免疫〟を維持することを含め、人々の健康と安全を重視しています」としていた。

　新型コロナワクチンに関するものとする別の声明でも「一〇〇%安全なワクチンはないし、ワクチンの接種は個人の自由ですが、接種するかしないかは医師と相談した上で決定すべき」とした上で、ワクチン接種で感染を予防することを通じて隣人を守り、愛することは聖書の教えに即しており、「接種の有無と天国での救済は無関係」であることを強調していた。

セブンスデイ・アドベンティスト教会の人たちは反ワクチンデモに反対するための布教活動に来ていたのだ。デモに参加する宗教団体はすべて反ワクチンと決め込んでいたが、必ずしもそうではなかった。デモには一方で、ワクチン接種に医学的見地から反対する医師が演説する姿もあった。

接種義務化の結末

オミクロン株のBA・1とBA・2が拡大を続ける中、二〇二二年も二月に入ると、連立与党から十八歳以上の接種義務化に関する草案が提示された。しかし、二月二十四日、ロシアのウクライナ侵攻が始まると、それまでは中心的な話題だったワクチン接種義務化の話は二の次といった感じに、もっと言えば、コロナそのものが終わったかのような雰囲気になった。この変わりようは日本からはちょっと想像できないかもしれないが、文字どおりこの日を境に、まるでスイッチを消したかのようにコロナの存在感は消えた。

そして、ワクチンを義務化しなくても、オミクロン株BA・1、BA・2の流行がほぼプラトー（横ばいのピーク）に達したように見え始めた三月十七日、連邦議会では、ワクチン接種義務を法制化するための草案が出された。

義務化の具体的内容についてはいくつかあり、十八歳以上の全成人を対象とするもの、五十歳もしくは六十歳以上の特定の職業の人（教師、介護者、警官など）を対象とするもの、医療崩壊が懸念される場合においてのみ義務化は許されるというもの、義務化は違法とするものなどの複数の案が出された。続く四月七日の連邦議会では、各草案に対する採決が行われた。

しかし、いずれの草案も必要票数を獲得することなく、否決された。

つまり、ドイツでは接種義務化もそれを違法とすることも見送られた。

この頃までに、ワクチン接種率の低いウクライナ避難民の流入とともに再び再拡大すると言われていたコロナは、はっきりとピークアウトしていた。

医療介護関係者への接種義務化の方は、先立つ三月十六日、予定どおり施行されていた（二〇二三年一月一日をもって終了）。三月二十二日、「これ以上、国民の自由を制限する根拠がなくなった」として、全独一律のワクチン非接種者のロックダウンも解除されていた。その後、移行期間を経て、五月までにほぼすべての州で交通機関と医療機関におけるマスク着用以外のあらゆる行動制限はすべて撤廃された（交通機関におけるマスク着用義務は二〇二三年二月一日をもって終了）。

フランスでは二〇二二年一月二十四日、陰性証明がワクチン接種証明「ワクチンパス」の代わりにならないとする新しい政策が導入された。二〇二一年七月にワクチンパスが導入された際、フランスでは内務省の推計で参加者十七万六千人とされる大規模なデモが起きた。その後も偽造ワクチンパスの横行が問題となるなど、ワクチンを忌避する声は根強かった。今回は、偽造パスの使用が発覚した際には、最大で禁錮三年と四万五〇〇〇ユーロ（約五百六十万円）の罰金が科されることも決まった。

つまり、十六歳以上の全国民に対する実質上のワクチン義務化だった。反対デモは起きたが、参加者の合計は全国で四万人との報道で、フランスのデモとしては大した規模ではなかった。フランスでも五月には、交通機関でのマスク着用を含めすべての行動制限がなくなった。
オーストリアでは、同二月一日からヨーロッパ初の全成人（十八歳以上）へのワクチン接種義務化が導入された。三月中旬以降、ワクチン未接種の成人は罰金三六〇〇ユーロ（約四十五万円）が科されることにもなった。これに反対し、グラーツなどの地方都市でデモに参加した人は五千人ほどだった。オーストリアの人口が九百万人弱であることを考えると、これはフランスよりもやや少ないくらいの規模で大勢に影響はなかった。

ワクチンを接種する権利があるのであれば、接種しない権利もある。その主張は間違っていない。反ワクチンデモが起きるのは、民主主義が健全に機能していることの証だとも言える。しかし、反ワクチンは、右にしろ、左にしろ、極端にふれる人にとっての都合のいい乗り物となってその声を広げ、民主主義国家の安定を脅かすという意味において、逆説的な存在ともなっていた。
その間、欧州の大方の市民は、反ワクチン運動を冷めた目で見ていたと言っていい。サイレントマジョリティはワクチンを接種しない自由よりも、ワクチンを接種しない人がいるためにパンデミックがなかなか終わらず、バカンス・シーズンには当たり前のこととして享受していた域内の移動の自由などが損なわれたままであることに強い懸念とフラストレーションを感じていた。

自由を守るため、自由を取り返すためには、個人の自由が一時的、部分的に制限されることもある――。早々にワクチン接種が義務化されたイタリアやフランスでも、結果として義務化が見送られることになったドイツでも、その認識はパンデミックを通じて確実に、より広く共有されることになったものと言える。

多大な命と経済の損失の後、ワクチンを手に入れ、接種義務化と反対デモに揺れる欧州で人々が理解したのは、自由とは最初からそこにあるわけでも勝ち取ったら終わりでもなく、時と文脈に応じてその意味をくり返し問い直し、理性と努力で守っていく必要があるというただ一つの真実である。

【コラム7】ハンザ自由都市ハンブルクの濾過池

疫病の流行下でドイツ連邦共和国首相を交替したメルケル氏とショルツ氏は、ともにハンブルクにゆかりの人物である。

ドイツ前首相のメルケル氏はハンブルクに生まれた。牧師である父親に連れられて生後数週間でベルリンに移住し、その後、カール・マルクス大学（現ライプツィヒ大学）を卒業し、東ベルリンの科学アカデミーで物理学の研究者として働いた。ベルリンの壁崩壊後、科学アカデミーを辞職して政界入りし、東西ドイツ統一を果たしたＣＤＵのヘルムート・コール首相（当時）に重用され、後任の座に登りつめた異色の経歴を持つ。

秘密警察「シュタージ」による密告と監視が日常だった東ドイツで育ったメルケル氏は二〇二〇年三月、初めてのロックダウンが行われた際、「わが国は民主主義国家です。わたしたちの活力の源は強制ではなく、知識の共有と参加です」という感動的な一節で、本来であれば、絶対に制限されてはならない自由が一時的に制限されることへの理解を求め、国民からも世界からも称賛を浴びた。

ショルツ氏はハンブルクに育ち、ハンブルク大学で法学を修めた労働法専門の弁護士である。高校生時代に社会民主党（ＳＰＤ）に入党して政治活動をはじめ、一九九四年～二〇〇四年と二〇〇九年～一八年にハンブルク・アルトナ地区のＳＰＤ代表を、二〇一一～一八年にはハンブルク市長を務めた。アルトナは、「公衆衛生史上最大の失策」と呼ばれる数週間で一万人近くの死者を出した一八九二年のハンブルク・コレラ大流行の際、別の街だった隣町のハンブルクとは対照的に死者数を抑えた場所として知られる。

ハンブルクの水道は当時、エルベ川の水を沈殿させるだけで給水し、下水道は固形物（し尿）を除去するだけで（！）放流していた。ところが、アルトナでは、一八五九年には「濾過池」を作り、自然のフィルターを通じて浄化した清潔な水を給水していた。

海外貿易が盛んなハンザ同盟の中心的な交易都市だったハンブルクは、ドイツ連邦共和国がプロイセン王国だった時代から現在に至るまで、中央からの自治権を持つ自由都市だった。

「感染症学」の父と呼ばれた医師ロベルト・コッホは、インドから持ち込まれ、欧州各地で小規模な流行をくり返すようになっていたコレラ流行の予防策として上下水道の整備を勧め、ハンブルクの医師会も濾過池をつくって浄水を整えるよう市にくり返し提案していた。

しかし、ハンブルク議会では医者の力が弱く豪商が力を持っていたため、そのコストを渋り、コレラ大流行前年の議会で予算を否決した。貿易が滞るのを恐れた議会はまた、検疫や隔離のような自由の制限は行わず、消毒や浄水の確保などの対策は「個人の判断で行うこと」を議決した。

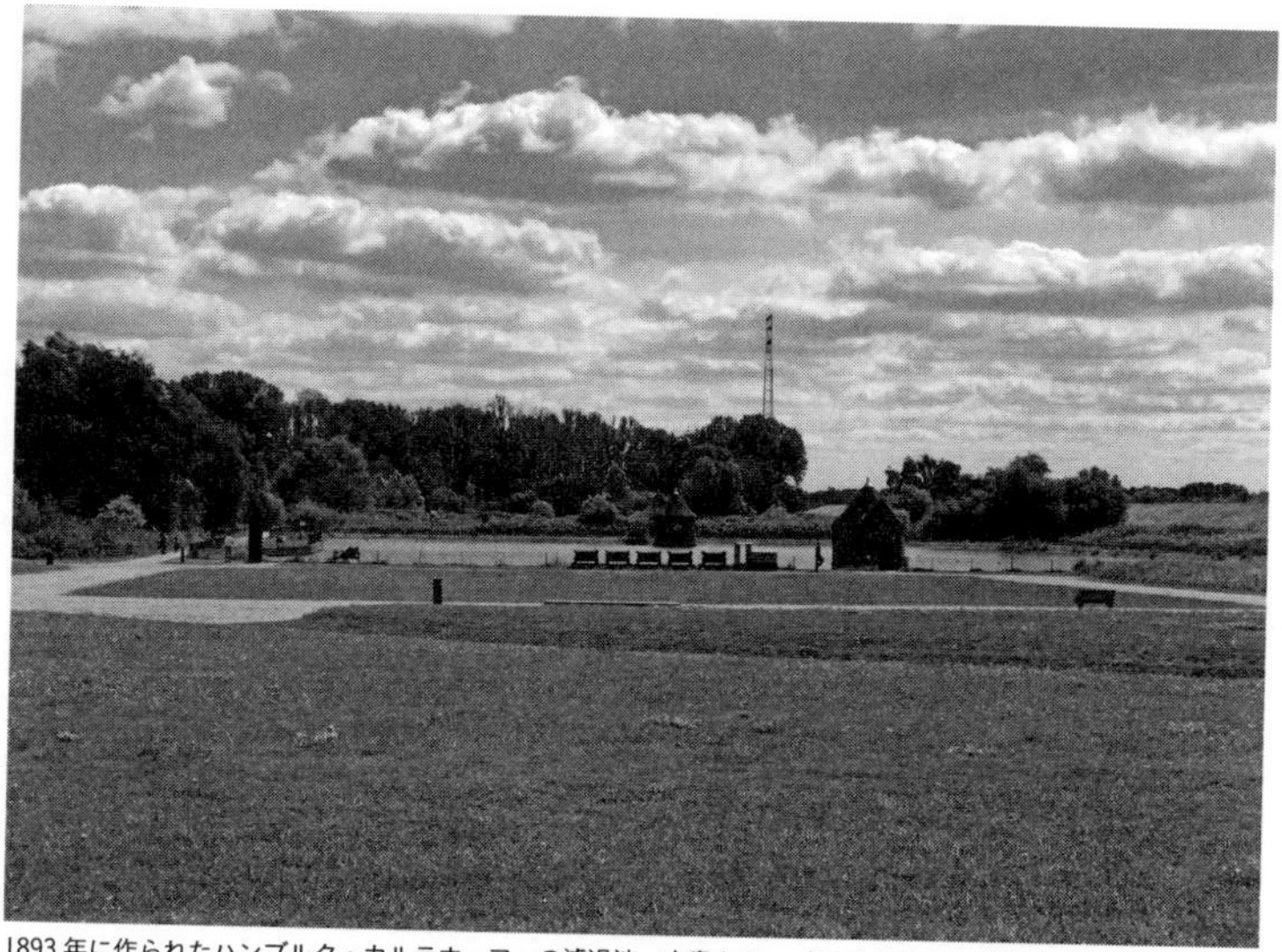
1893年に作られたハンブルク・カルテホーフェの濾過池。本書カバー（2020年7月、筆者撮影）

十九世紀半ば頃のドイツの水道普及率は約五〇％。水道のない半分の人は井戸水や川の水を使っていた。アルトナに限らず、濾過池で処理した水を上水道に供給していたベルリンなどとは異なり、大都市の中でもハンブルクの水は特に汚いことで有名で、当時はこんなおかしな歌が流行っていたそうだ。

ハンブルクの水道管には
十七種類の生き物が棲むよ
ヤツメウナギ、ウナギ、トゲウオ
流れには三つの虫が棲むよ
三つの貝に、三つののろまなカタツムリ
陽気なワラジムシとふざけているよ
海綿、藻、ポリープは
楽しく吸いあげられ飛び跳ねているよ
水道管には動物の死骸もいっぱい

ネズミ、猫、それから犬も
残念ながらまだ見つからないのは
技師と建築家の死骸だけ！

写真は、コレラ流行を反省して一八九三年、ハンブルクの南、カルテホーフェにつくられたエルベ川沿いの濾過池だ。濾過池の辺りは現在、野鳥の多い自然保護区になっているが、この辺りでは十九世紀も後半になるとドイツでも産業革命が進む中、化学工場がつくられて排水が垂れ流され、濾過池を通した水もまだ十分に安全とは言えなかった。結局は一九〇五年、濾過池から数キロのところにつくられた近代的な浄水処理場が、現在のハンブルクの上下水道の基礎となっている。

ハンブルクの正式名称は、現在でも「自由ハンザ都市ハンブルク（Freie und Hansestadt Hamburg）」だ。地理的に見れば、シュレスヴィヒ・ホルシュタイン州の端に位置する大都市だが、特別州の扱いで独立している。

ハンブルクのコレラ大流行は、「自由」にいっさいの制限を与えないという判断が招いた悲劇だった。

第9章

守るために制限する自由

「現時点で新たな行動制限を考えてはいない。社会経済活動の回復に向けた取り組みを段階的に進めていく」

オミクロン株ＢＡ・５流行の最中の二〇二二年七月二十二日、経団連の会合で岸田首相は、重症者や死亡者の数は低水準にとどまっていることから、新たな行動制限は行わない考えを重ねて示した。

一方、ＮＨＫが七月十六日から十八日にかけて行った世論調査では、行動制限は「必要」または「どちらかといえば必要」と答えた人が五六％、「どちらかといえば必要はない」または「必要はない」と答えた人が三六％と、「必要」が「必要はない」を上回り、政府とは相反する考えの人が多いことが分かったという。

この結果を聞いて、考えてしまった。

欧州では、国が国民に対して行動制限を課す際に、「国民の自由を制限するからには根拠を示せ」と反対することはあっても、行動制限を国民の側から求めるといった話は聞かない。そんな難しい話ではなくても、「感染者が増えてもお願いだから今年こそ自由にバカンスに行かせてくれ」と言う人はいても「感染者が増えてきたからバカンスを制限してくれ」と言う人はいない。国民が政府に「もっと制限してくれ」と言うのは、裏を返せば、政府も国民も「十分にやれていない」と感じているということだ。

パンデミック宣言から一年の経った二〇二一年三月、日本政府は新型コロナ特措法（改正新型インフルエンザ等対策特別措置法）を成立させた。しかし、制限の名に値するのは、飲食店等に時短や休業を要請ではなく「命令」できるようになり、違反すれば「過料」を科すことができるようになったことくらいだった。同法に基づいて発令できる、まん延防止等重点措置や緊急事態宣言に期待できるのは、国民一人一人に外食や旅行を控えさせる多少の心理的効果くらいのもので、「ロックダウン＝都市封鎖」やワクチン接種の「義務化＝強制」といった究極の行動制限を断行したヨーロッパに比べると、実に中途半端な施策だった。

ウイルスは人と共に広がる。そのため、外食や旅行はもちろんのこと、通勤通学にしろ、食料品の買い物にしろ、医療機関の受診にしても、すべての社会活動を停止すればウイルスの拡大は収まる。そして、これらの活動を復活させればさせるほど、ウイルスも当たり前に再拡大する。

したがって、自由を制限することを早くやめたい国は、行動制限以上にワクチンの接種を重視したのであり、ワクチン接種率を上げることはすべての国に課せられたミッションだった。

当初は、接種率が七〇％くらいに達すれば集団免疫が成立して流行にブレーキがかかり、パンデミックは収束すると考えられていた。免疫回避能のあるデルタ株の出現以降、ワクチン接種だけで流行を収束させるという、古典的な意味での集団免疫戦略は断念せざるを得なくなったが、重症化を防ぐワクチンが医療を守り、社会活動を守るキモであることは変わらなかった。いくらウイルスが拡大しても重症者が急に増え、医療崩壊するようなことがなければ、すべての社会活動は保たれるからだ。

日本では、マスク着用や外食・旅行の自粛など個人の行動制限が重視され、ワクチンについては集団接種で効率よく接種を進めることも、接種義務化が議論に上ることもなかったが、デルタ株流行の最中で強行された東京五輪がきっかけとなり、ワクチン接種率が急速に上がったことについてはすでに述べた。

ところが、問題はその後だった。変異を続け、流行をくり返す新型コロナウイルスに対し、交差接種や追加接種、接種間隔（前回の接種から次の接種ができるようになる期間）の短縮などで対応しなければならなくなった際、国の判断が諸外国に比べ常に遅かったのだ。

日本でも高齢者の二回目までのワクチン接種率はオリンピック終了間際の二〇二一年八月一日時点ですでに八〇％を超えていた。

しかし、交差接種はドイツでは二〇二〇年六月二十二日、一回目にはアストラゼネカ製を接種したドイツのメルケル首相（当時）が二回目の接種はモデルナ製で交差接種してみせるなど、欧米では早々に導入されたのに対し、日本では「海外での状況を慎重に見極めながら判断していく」などとして、導入は十月の終わりだった。

三回目、四回目の接種率が上がるのも遅かった。二〇二一年十一月末、欧米各国は南アフリカにおけるオミクロン株出現の第一報を聞くや否や、それまでは六カ月だったワクチンの接種間隔を最終接種から三、四カ月にまで短縮して追加接種を急いだのに対し、日本は同じ対応を取らなかったからだ。この時日本は、八カ月とされていた接種間隔を六カ月に短縮しただけで、その後、二〇二二年の春にかけてオミクロン株BA・1とBA・2の大流行を招いた。最終接種から最短三ヶ月で接種できるようになったのは、結局、オミクロン株BA・5の流行が日本だけで医療をひっ迫させるようになっていた、二〇二二年十月の終わりだった。

ワクチン政策に限らず、入国制限の厳格化や緩和、マスク着用の解除など、日本のコロナ対策には常に「海外の状況を慎重に見極めながら判断していく」という枕詞が伴った。結果として、状況の変化が対策に反映されるまでにあまりにも時間がかかり、火事が終わった後に水を撒くような対策が続いた。

二〇二二年初頭から始まっていたオミクロン株BA・1とBA・2による流行が春の訪れとともにやっと落ち着いたと思ったのも束の間、七月頃からオミクロン株のBA・5が流行を始めると、新規感染者数は連日で通期最高を更新し、医療もまたひっ迫するようになった。その頃には、先に岸田首相が言ったと書いたとおり、日本でも死者や重症者の数は低い水準にとどまるようになっていたが、感染者の絶対数が増えるたびに医療がひっ迫し、医療機関が疲弊してしまうという状況は変わらなかった。

イタリアやアメリカのような国でも医療が崩壊するという現実を目の当たりにした世界は、感染者の数を抑えることよりも「いかに医療を守るか」に最大の力を注いだ。その結果、オミクロン株BA・5は世界中で大流行したが、日本のような医療ひっ迫は起こさなかった。

明暗を分けた抗原検査の活用

日本では、何が違ったのか。

原因の一つは、ＰＣＲ検査に対する原理的とも言えるこだわりだった。ＰＣＲ検査にこだわっていたのは国民ではなくむしろ国の専門家の方で、日本では、ＰＣＲ検査を使う必要のない場面でも、抗原検査を用いた方がいい場面でも、陰性や陽性の証明には一律にＰＣＲ検査の結果しか受け付けないという体制をとり続けた。その結果、抗原検査を普及させることに失敗した。

欧州では、必要のない場面ではＰＣＲ検査ではなく抗原検査を用いることを徹底させ、「医療機関を利用できるのは、医療の必要な人だけ」という原則を崩さないためのシステム作りに全力を注いできた。特に抗原検査の「結果がすぐ分かる」というメリットが生きる場面ではＰＣＲ検査ではなく抗原検査を使うことを徹底し、医療資源の無駄遣いを防ぐ努力をした。その結果、抗原検査が非常に身近なものになった。

ドイツでは二〇二一年五月から、教育現場や医療現場における週二回以上の公費による〝全員検査〟を一年以上にわたって続けたが、ここで用いられていたのも抗原検査だった。ワクチンが全市民に行き届くまでの期間、一日に一回（後に一週間に一回）、症状のないすべての市民が無料で受けられるようになった「市民検査（Bürgertest）」で用いたのも抗原検査だった。

ＰＣＲ検査を受けられるのは、原則として、症状が重いため医療機関を受診した人や、市民検査で陽性を判定され、感染を確定する必要性があると判断された人のみとなっていた。

【コラム８】ロックダウン明けの街で見たもの

ドイツで暮らす中で、日本の対策の特殊性を確信したのは、二〇二一年五月、クリスマス前から約半年にわたって続いた長いロックダウンが明けたときのことだった。その間、学校も仕事もすべてオンライン、ホテルもレストランもすべて閉鎖されていた。

感染者数が行動制限解除の目安とされていた十万人あたり五十人を切ると、飲食店のテラス席が再開された。人がいないことが当たり前になっていた飲食店のテラス席に人がいるのを半年ぶりに目にしたわたしは、文字どおり「あっ」と声を上げた。

状況を変えたのは、ワクチンだった。四月一日に一二％だった新型コロナワクチンの一回接種率は、五月一日には二八％になった。ワクチンの効果が毎日の新規感染者数にはっきりと表れ、

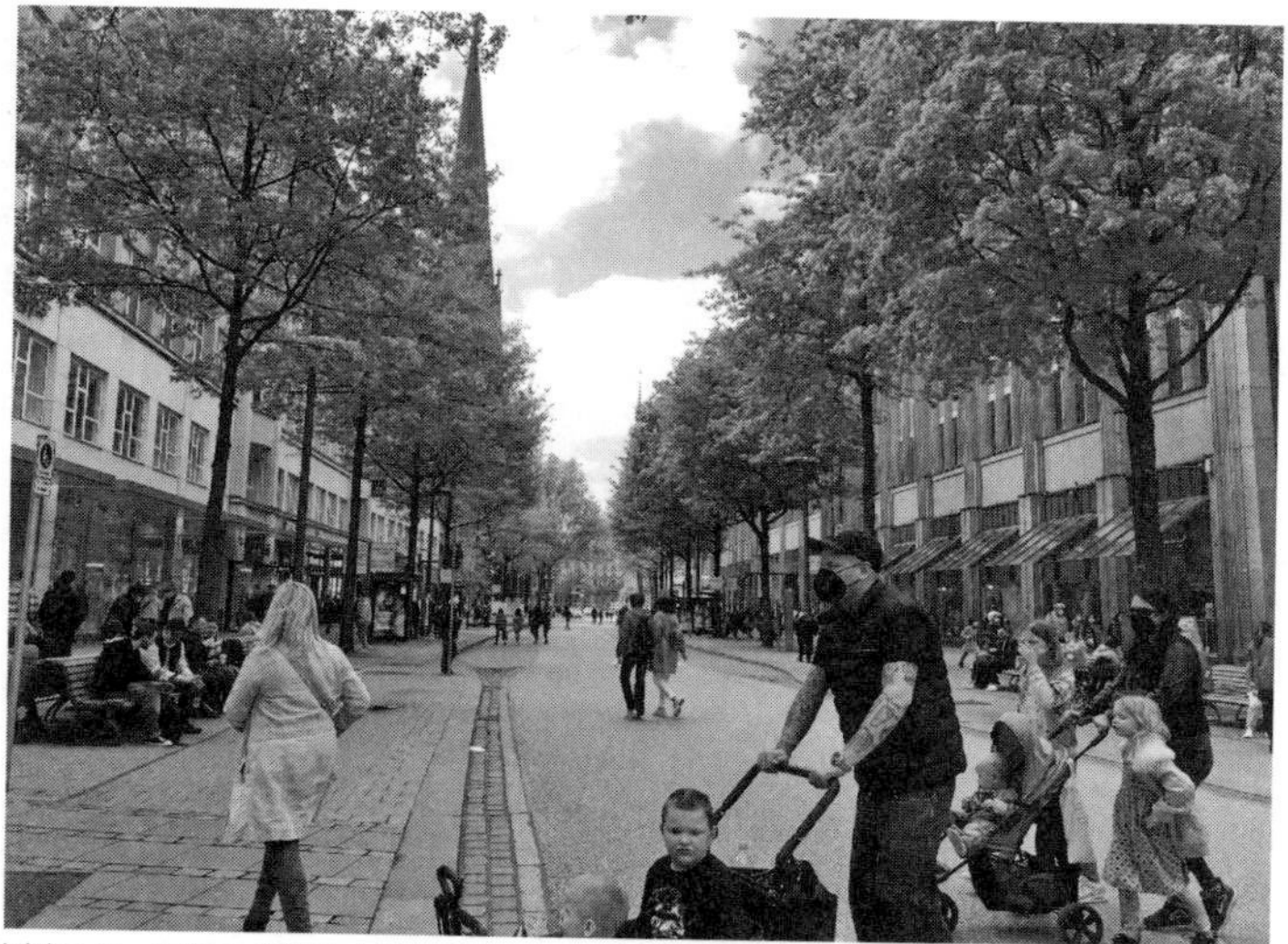

約半年のロックダウンが明けた初めての週末のハンブルクの目抜き通り。どの店の入り口にも追跡アプリを読み取るためのQRコードが貼られていた（2021年5月、筆者撮影）

その恩恵を肌で感じ始めたのはそれから二週間くらいしてからだった。その頃から、重症者の数も減っていった。六月一日、一回接種率は四二％となった。学校は小中高の全学年で通常授業が再開（それまでは大半の学年が、隔日または毎日オンラインでの授業だった）、美術館や劇場、デパートや衣料品店、プールやスポーツジム、飲食店の屋内席も再開した。

ついに日常が戻ってきたのだ。

ロックダウン明けの街は、見たことのない街だった。教育現場では、すべての生徒と教職員を対象とした週二回以上の公費による無料抗原検査が義務化された。医療や介護の現場でも、すべての医療介護従事者とすべての入院患者・入居者に対し、同様の検査が義務化された。食料品店とドラッグストア以外のありとあらゆる店舗や公共施設の入り口には、追跡アプリで読み取るためのQRコードが掲示され、ワクチンが市民全員に行き届くまでの期間、一日一回まで誰もが無料で受けられる「市民検査」のための仮設センターが街のあらゆるところに並んでいた。ワクチンを接種する機会がまだ回って来ていない人たちは、商業施設や交通機関、医療施設などあらゆる公共施設の利用に際し、必要に応じて無料で陰性証明を取れるようになった。

長いロックダウンの間わたしは、ドイツ政府も日本政府と同じように、店舗の営業を禁止し、休業補償を支払い、ワクチン確保に奔走しているのだと思っていた。ロックダウンが明けても、ロックダウン前と同じようにPCR検査で流行状況をモニタリングし、国民一律の行動制限や解除をくり返しながらワクチン接種を進めていくのだと思っていた。

ところが、ドイツ政府は、PCR検査ではなく、コストと時間のかからない抗原検査を、社会機能の中心とも言える医療と教育の現場にルーティンで全員に導入し、それ以外の市民の行動制限もワクチンが行き届く前からできるだけ解除できるよう準備を整えていた。

PCR検査に固執し、人流制限や入国制限などワクチン以外の対策に重きを置く日本の新型コロナ対策が、先進諸国のスタンダードから目に見えて外れていったのは、この頃からだ。

クラスター対策を重視した「日本式コロナ対策」が世界の注目を集めたのは、パンデミックのごく初期の二〇二〇年五月までの話だ。以降、本書を上梓するまでの間に日本が注目されたのは二〇二一年夏のデルタ株拡大下でのオリンピック開催時と、同年十一月三十日からのデルタ株の出現に際しての「全世界からの入国禁止」というエキセントリックな政策を掲げた際の二回だけだった。

二〇二一年十月十一日、ドイツ連邦政府はドイツに暮らす人全員にワクチン接種の機会は十分に行きわたったとして市民検査の廃止を発表した。学校と医療介護施設における全員無料検査は続け、公共施設等の利用にあたっては引き続きワクチン接種証明もしくは陰性証明を求める、十八歳以下の子どもや健康上の理由でワクチンを接種できない人以外の抗原検査はいったん、すべて有料となった。

ワクチンの接種を促すためだった。

日本のクラスター対策を反面教師に

何を隠そう、ドイツで抗原検査が広く用いられるようになったことの背景には、日本の「クラスター対策」があった。日本では初めての緊急事態宣言が明け、ヨーロッパでは初めてのロックダウンが解除となった二〇二〇年五月、ドイツをはじめとする欧州各国では、日本の「クラスター対策」に注目が集まっていた。ヨーロッパが深刻な第一波に襲われたのに対し日本が深刻な流行を経験しなかったのは、マスクを着用し、症状のある人との濃厚接触に対象を限ってＰＣＲ検査を行い、感染の連鎖を断ち切る「クラスター対策」に注力したからだと考えたのだ。

それからというもの各国では、日本の「３密」にあたる標語を謳ってマスクの着用を促すことに加え、感染者が出たらＰＣＲ検査を実施して濃厚接触者の追跡を行い、クラスターを広げないことに重点を置くようになった。その頃、ドイツはＰＣＲ検査の実施件数が世界第一位となり、日本でもドイツを羨望する声が上がっていたのをご記憶の方もいるだろう。背景には、日本のクラスター対策への着目があったのだ。

ところが同年八月、ＳＡＲＳウイルスの発見者で、当時、ドイツの新型コロナ対策を統括していたクリスティアン・ドロステン氏が、ドイツの新聞にある衝撃的な論考を発表した。ＰＣＲ検査はクラスター潰しには役立たない、つまり、ＰＣＲ検査を使った日本のクラスター対策は無効だというのだ。当初、新型コロナウイルスはＳＡＲＳと同じように、症状のある人だけが広げ、症状のある人を中心に感染が拡大していると考えられていた。ところが、三ヶ月もしないうちに、無症状や軽症でも重症者と変わらない感染力があることと、感染力のピークが「発症前」にあることが分かってきた。

そこで改めて検討されたのが、ＰＣＲ検査で感染者を洗い出すことの公衆衛生上の意義だった。

以下、筆者が監修の下で翻訳・編集した、左の図を見ながら読み進めてほしい。

新型コロナは、感染後、発症の二日前くらいから感染力を持ち始め、発症の前日には感染力のピークを迎える。そして、発症から三日もすれば感染力を失う。

しかし、ある人が感染して発症した場合、「具合が悪いかもしれない」と思って、まずは早目にベッドに行くところで一日。翌日、「検査を受けよう」と検査施設や相談センターに連絡するものの、「医者の判断によります」「予約がいっぱいです」などと言われ検査が受けられずに、また一日。その翌日にやっと検査を受けることができても、結果が判明するまでにさらに一日が経過する。

つまり、ＰＣＲ検査で陽性が確定するまでには、発症から三、四日、感染力がもっとも高い日から

感染力と発症日、PCR陽性確定日の関係

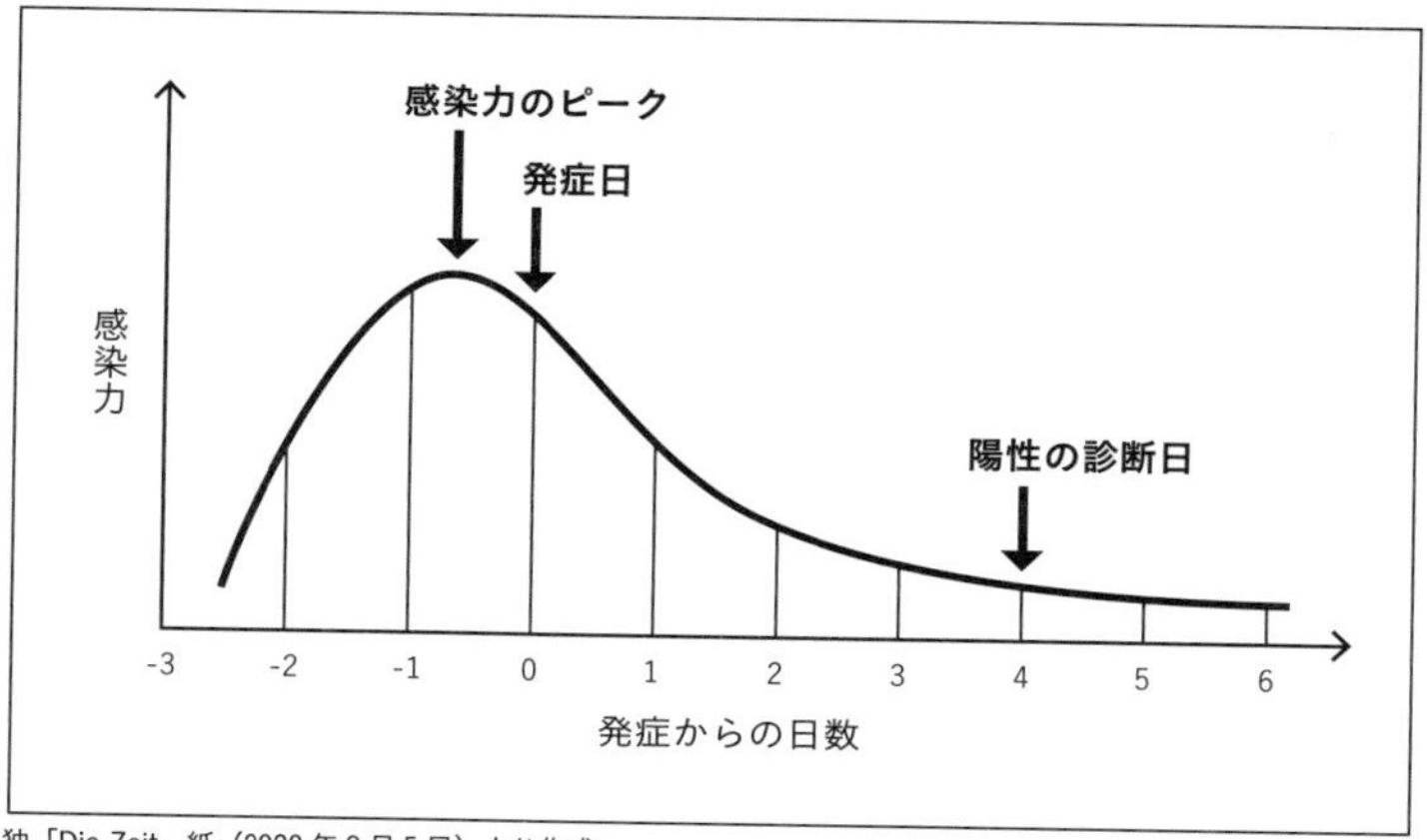

独「Die Zeit」紙（2020年8月5日）より作成

は四、五日が経過しており、感染者は陽性の分かった時点で感染力をほぼ失っている。

これは、「ＰＣＲ検査は、肝心の隔離が必要な感染者の発見には役に立たない」ということを意味する。正確には、検査そのものの精度は高いが結果が出るまでに時間のかかるＰＣＲ検査を使って悠長に検査していては、感染の連鎖を断ち切ることはできない。症状が出る前に、結果のすぐ分かる方法で感染者に網をかけていく必要があるということだ。陽性が判明してから感染者を隔離したり、濃厚接触者を検査したりしたところで、起こるべき感染はすでに起きているからである。

おまけにＰＣＲ検査のコストは、抗原検査の数十倍、当時は一回で一万五千円から二万円ほどした。ドイツでは多額の公費を投じ、世界一の件数のＰＣＲ検査を実施してクラスター対策を行ったものの結局は流行を抑えられなかったことに対し、「税金の無駄遣い」との批判も集まっていた。

「精度を頻度で補う」抗原検査の活用法

そこで出てきたのが、症状の出た人を中心にPCR検査を実施するのではなく、クラスターが起きやすい環境で社会活動を行う人には、ルーティンで全員に検査を行っていくという考え方だった。

ドイツでは二〇二一年五月から、小学校から高校までのすべての学校で全教職員と生徒に対する週二回以上の自己採取による抗原検査が義務づけられた。医療や介護の現場でも同様に、職員および入院患者や入所者全員に週二回以上の抗原検査を実施することが義務づけられたことについてもすでに述べた。病院や学校など集団生活を行い、かつ社会機能の根幹をなす場所でクラスターが起きることを避けるため、全員を定期的にチェックしていくことでクラスターの拡大を防ごうというのだ。

抗原検査の精度は頻度で補えばいい。

たとえば、「偽陽性（本当は陰性なのに陽性と診断してしまうこと）」は、一回目の検査で陽性となった人に二回、三回とくり返し検査を行い、何回やっても陽性なら確定のためのPCR検査を受けさせることで排除できる。

逆に、同居者に陽性者がいるなど、陰性の結果が出ても実際には感染している「偽陰性（本当は陽性なのに陰性と診断してしまうこと）」となるリスクが高い人には、一回の検査で陰性でも二回、三回と検査をくり返し、陽性にならないかどうかを確認すればよい。

需要が高まり、競争が生まれた結果、抗原検査の精度も短期間で格段に上がった。

二百六ページの写真は、筆者がよく利用していた市民検査センターから送られてきた抗原検査の結果だ。

丸を付した部分に注目してほしい。このセンターで使用していた医療用の抗原検査キットの感度（感染者を陽性と正確に判定する確率）は九九・一八％、特異度（非感染者を陰性と判定する確率）は一〇〇％である。ＰＣＲ検査と比較した時に感染者を見逃す確率は、わずか〇・八二％劣るに過ぎないという意味だ。

つまり、日本では、検査の精度だけに目を向け、抗原検査は「安かろう、悪かろうのＰＣＲ検査の代用品」としてクラスター対策には使えないと判断したのに対し、ドイツでは、クラスター対策にこそ「精度を頻度で補う」形で抗原検査を用いるべきだと判断していたことになる。

その頃から欧州では、ワクチンの接種が本格化し、公共交通機関や商業施設の利用など、社会のあらゆる場面でワクチン接種証明やコロナの陰性証明が求められるようになった。もちろん、こうしたシステムは、ワクチンが行き届き、感染者が増えても医療がひっ迫しない状況になればやめることを前提に提案され、受け入れられた一時的措置だった。

そして、二〇二一年秋、高いワクチン接種率を達成した北欧の国々は、子どもやワクチン接種者など、重症化リスクの低い人の感染を許容し、ワクチン接種や陰性の証明を求めることによる行動制限、マスク着用義務などを廃止していく方針を示した。

その言葉どおり、翌二〇二二年四月、筆者が日本へ一時帰国した際に経由したフィンランド・ヘルシンキの空港では、マスクをしている人は、実際にほぼ誰もいなかった。フィンランドでは二〇二一年十月から屋内を含むすべての場所でのマスクの着用義務を解除。その後も感染者は増減をくり返し、地域によっては医療がひっ迫することもあったが、二〇二二年四月時点ではすでに医療施設や公共交

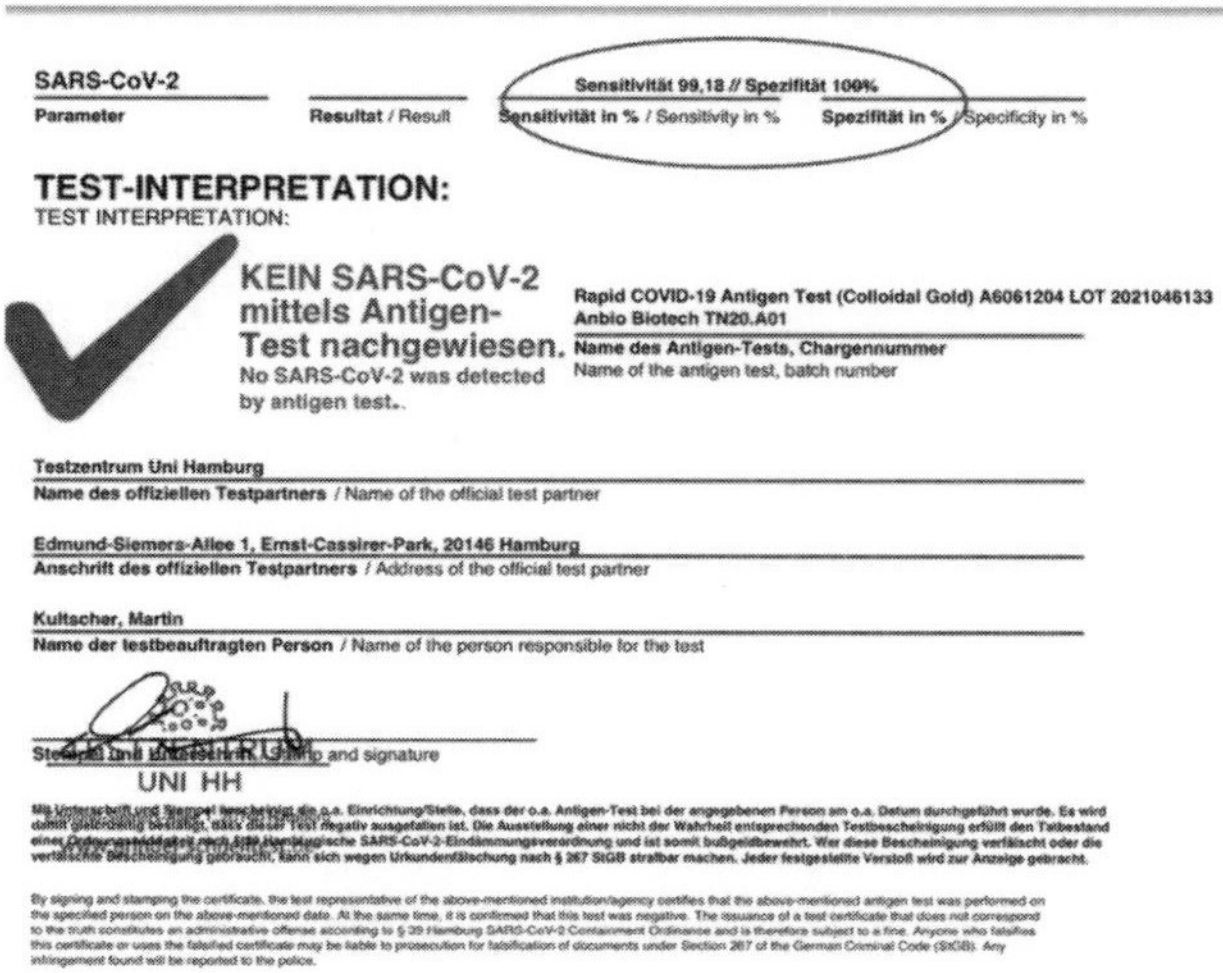

SARS-CoV-2 | Sensitivität 99,18 // Spezifität 100%
Parameter | Resultat / Result | Sensitivität in % / Sensitivity in % | Spezifität in % / Specificity in %

TEST-INTERPRETATION:
TEST INTERPRETATION:

KEIN SARS-CoV-2 mittels Antigen-Test nachgewiesen.
No SARS-CoV-2 was detected by antigen test..

Rapid COVID-19 Antigen Test (Colloidal Gold) A6061204 LOT 2021046133
Anbio Biotech TN20.A01
Name des Antigen-Tests, Chargennummer
Name of the antigen test, batch number

Testzentrum Uni Hamburg
Name des offiziellen Testpartners / Name of the official test partner

Edmund-Siemers-Allee 1, Ernst-Cassirer-Park, 20146 Hamburg
Anschrift des offiziellen Testpartners / Address of the official test partner

Kultscher, Martin
Name der testbeauftragten Person / Name of the person responsible for the test

Stempel und Unterschrift / Stamp and signature
UNI HH

Mit Unterschrift und Stempel bescheinigt die o.a. Einrichtung/Stelle, dass der o.a. Antigen-Test bei der angegebenen Person am o.a. Datum durchgeführt wurde. Es wird damit gleichzeitig bestätigt, dass dieser Test negativ ausgefallen ist. Die Ausstellung einer nicht der Wahrheit entsprechenden Testbescheinigung erfüllt den Tatbestand einer Ordnungswidrigkeit nach § 39 Hamburgische SARS-CoV-2-Eindämmungsverordnung und ist somit bußgeldbewehrt. Wer diese Bescheinigung verfälscht oder die verfälschte Bescheinigung gebraucht, kann sich wegen Urkundenfälschung nach § 267 StGB strafbar machen. Jeder festgestellte Verstoß wird zur Anzeige gebracht.

By signing and stamping the certificate, the test representative of the above-mentioned institution/agency certifies that the above-mentioned antigen test was performed on the specified person on the above-mentioned date. At the same time, it is confirmed that this test was negative. The issuance of a test certificate that does not correspond to the truth constitutes an administrative offense according to § 39 Hamburg SARS-CoV-2 Containment Ordinance and is therefore subject to a fine. Anyone who falsifies this certificate or uses the falsified certificate may be liable to prosecution for falsification of documents under Section 267 of the German Criminal Code (StGB). Any infringement found will be reported to the police.

筆者がハンブルクで受けた「市民検査」の結果の一例

通機関などに限ってマスクの着用が〝推奨〟されているだけで、マスクの着用〝義務〟はなくなっていた。

一方、一年半ぶりに帰国した日本では、一人で車に乗っている人もマスク、自宅で庭仕事をしている人もマスク、ランニングをしている人もマスクを着用していた。飲食店でも、食事が来る前と終わった後はマスクをするよう求められ、客もそれに従っていた。パブリックスペースにおける会話も禁止されていた。レストランやカフェには「黙食」、エレベーターには「会話をお控えください」の張り紙、飛行機や電車に乗っても似たアナウンスが入った。ドイツでは混雑していない屋外や飲食店でマスク着用を求められたことはなかった。会話を禁止する張り紙を見たこともアナウンスを聞いたこともなかった。欧州で客にしゃべるなと言えば、会話の自由の侵害だと怒って出て行ってしまうか、誰も来ないかのどちらかだろう。

話には聞いていたが、この光景には愕然とした。

二〇二二年五月、ドイツでもスーパーマーケットや公共交通機関など屋内におけるマスク着用はまだ義務だった。しかし、仕事でフランスのパリを訪れると、電車でもスーパーマーケットでも、マスクをしているのはもはや自分を含めた外国人だけだった。

パリから戻る頃、ドイツでも公共交通機関と医療機関以外の場所でのマスク着用義務は解除された。

筆者も思い切って、スーパーマーケットなどでのマスク着用をやめた。

「少しでも効果があることは続ける」のが日本式なら、「効果や必要性のなくなったことは即やめる」のが欧米式なのかもしれない。

必要もないのに自由が制限されることを嫌う欧州では、「流行してもマスク着用や行動制限の必要ない状況」に社会を持っていくことを目的に、ワクチンや検査などの活用を急いだ。つまり、自由の制限を科学やテクノロジーによって積極的に解決し、嵐が来ても動じない社会をつくる道を選んだ。

対する日本では、「流行を抑えるために行動を制限する努力」が一貫して求められ、ワクチンの接種率が上がっても、ウイルスが弱毒化しても、行動制限やマスク着用〝も〟続けることが奨励された。つまり、嵐が過ぎ去るのをひたすら待つ道を選んだ。

だから、日本人はうつすリスクもうつるリスクもない屋外でマスクを着用し、屋内の飲食店でも食事中はマスク無しで会話をするのに出る時にはマスクを着用するといった「無駄」を、そうと知りつつもやめられなかった。パンデミック下で三回目となる二〇二二年の夏を迎え、熱中症の患者が増え始めると、国の専門家もやっと屋外ではマスクを外すよう推奨を始めた。

しかし、長いこと籠の中にいた鳥は、籠の戸が開いてもすぐ大空に飛び立とうとはしない。マスクの解除はまったくと言っていいほど進まなかった。それどころか、国に対し「もっと行動制限をしてほしい」と国民の側から求めるような不可思議な状況が生まれたのだ。

同じ頃（二〇二二年七月）、ドイツでは二年以上にわたって断続的に続けられてきた公費による市民検査が、原則として有料になった。病院における週二回の全員検査は続けられるが、基礎疾患があるなど医者が必要と認める理由がなければ高齢者でも抗原検査は有料となった。学校での全員検査も廃止になった。ワクチンと感染により人口の大方が何らかの免疫を持ち、感染が拡大しても重症化するリスクのある人が減ったため、感染者の全数把握は必要なくなったとの判断からだった。市販の検査で陽性を確認した人にも報告の義務はなくなった。ドイツ連邦政府は、「報告されている新規感染者数は恐らく、実際の感染者数の半分以下だろう」としていたが、やがて抗原検査で陽性であっても隔離を行う義務すらもなくなった。

抗原検査をフル活用してもクラスターを防ぐことはできなかったが、ドイツでは抗原検査が普及したことで、大いなる遺産を手にしていた。抗原検査のコストが下がり、どこでも誰にでもアクセス可能になったことだ。セルフテスト用の抗原検査キットは、一ユーロから三ユーロも出せば、どこのドラッグストアでもスーパーでも、ネットでも手に入る。キットごとに精度の差はあるが、必要な時にまったく手に入らないということはない。市民検査も有料にはなったが、市内各所に十分な数のセンターが残った。

結果、ドイツでは感染者が増えても、日本のように陽性か陰性かの確認や証明書を求める人で外来がごった返すようなことはなかった。ワクチン接種率は日本より低かったが、肺炎像のない人や高齢であることだけを理由に、症状の軽い陽性者を入院させるようなこともなくなった。そのため、入院病床やＩＣＵ（集中治療室）にも一定の空床が保たれるようになった。

人災としての医療ひっ迫

ＷＨＯは二〇二二年八月三日、日本における七月三十一日までの一週間の新型コロナウイルスの新規感染者数は約百三十七万人と、世界で報告されている新規感染者の二割を占め、二週連続で世界最多となったことを発表した。重症者病床には余裕があるのに、外来がパンクしそうであるという状態も相変わらずだった。

こうなった理由の一つ目は、この時までに日本以外のほとんどの国が、ワクチンの普及とウイルスの弱毒化を理由に、新規感染者数の全数把握を停止していたことだった。

第2章でも触れたとおり、感染症法では、分類ごとにできる措置ややらなければならない措置が決まっている。感染症法上の2類相当と定められた新型コロナには、感染者全員の氏名や年齢などを報告する全数報告の義務があった。しかし、感染力の極めて高いオミクロン株流行下において、全数報告義務は医療機関や保健所の負担を増やし、医療をひっ迫させる原因にもなった。全数報告をなくせば、医療機関は少なくとも医療に集中できる。そのため、この頃から国の専門家の会議でも、新型コロナウイルスをインフルエンザ相当の5類に変更するべきだといった意見が出るようになっていた。

ただし、5類になれば、医療機関などの負担は減る一方、国や自治体は入院の勧告や就業制限、外出自粛の要請などができなくなる、検査や治療、ワクチンなどの費用も自己負担となる、などとして意見は割れていた。

もっとも、全数報告義務と入院勧告、費用負担の話は、それぞれ、病院や保健所、国や自治体、国民と、主語を別にした別の話だった。しかし、感染症法上の2類なら2類、5類なら5類と、類型ごとにやることがセットになっている以上、全数報告だけをやめるということは原則としてできなかったのだ。

言い換えると、全数報告に限らず、やるべき対策を2類だ5類だといった病原体の分類に落とし込んで一律に扱う感染症の〝枠組み〟そのものを変えなければ、この手の問題は永遠に続くことになる。特に、新型コロナウイルスのように、既存のどのウイルスにも似ていない、どの分類にもぴったりとは当てはまらない危険度の新ウイルスが出現し、日本国内でまん延するようになるたびに、これからも同じ問題が起きることになる。

この際、パンデミックに対応していない現行の感染症法を抜本的に改正しましょう、という議論が必要だった。

しかし、少なくともこの時点では、そうした議論が起きることはなかった。全数把握の問題が指摘されるようになってから、約二ヶ月が経った九月末、政府は、感染者の数の集計は続けるが、医療機関が氏名などの詳細を全感染者について届け出る義務は撤廃し、対象は重症化リスクの高い高齢者などのみと変更することを決めた。この時までに、流行のピークも医療機関の忙しさのピークも過ぎていた。

理由の二つ目は、日本では人びとが受診を求める基準も病院側が患者を受け入れる基準も、パンデミック開始当初から変わらなかったことだった。

変わらなかったどころか、政府はあえて基準を変えないようにした。オミクロン株ＢＡ・５による感染再拡大を受けた日本では「発熱外来」が設置されたのだ。発熱外来に軽症者が殺到することで起きる医療ひっ迫は、二〇〇九年の新型インフルエンザ流行の時に経験済みだった。そのため、パンデミックが始まった二〇二〇年当初は、発熱外来の設置に強く反対する医師会もあった。にも関わらず、日本はまた懲りずにここへ来て発熱外来を作り、効率よく医療資源を使わなければならない局面で、医療の必要ない人に医療資源を使わせてパイを減らした。

オミクロン株ＢＡ・５流行に伴う医療ひっ迫を受けた日本救急医学会など四つの学会は国民に対し、軽症者は発熱外来の受診を控え市販薬を使って自宅療養することを、厚生労働省は企業や自治体に対し、発熱外来で感染や回復の証明書を求めないことを呼びかけた。

しかし、軽症者の受診抑制や証明書の提出基準は、学会や厚労省が個人や企業に判断の変更を要請するようなものではない。国と国の専門家が一律のルールを定めて管理すべき〝対策の要〟である。「軽症なら受診しないで」ではなく、軽症なら受診できないルールを作ればいい。「証明書を求めないで」ではなく、証明書を求めなくていいシステムを作るべきだ。

それが、国の対策というものだろう。


日本という国に求められているのは、システムの構築や変更で一律に問題解決をしていく「国としての」新型コロナ対策だ。

医療の集約化、強制力のある法の整備、教育や役所手続きのデジタル化、ワクチン接種証明や陰性証明アプリの導入と活用、コロナ統計の整備と一本化、軽症受診の抑制――。パンデミックを機に、システムの改革や新システムの導入を伴う諸問題を指摘する声は何度となく上がったが、流行の波が静まると同時に忘れられ、いずれもほぼ未解決に終わってきた。

それでも累積死者数は他国に比して少ない。外食も旅行も本当にできなくなったことはない。だからいいのではないか。終わらないパンデミックはない。だから待っていればいい。そう考える人もいたかもしれない。

しかし、感染症法を抜本的に改正し、国主導でシステマティックな問題解決を進めることをしない限り、日本はいつまでもパンデミックを〝終わらせる〟ことができないだろう。そして、次のパンデミックが来てもまた同じことのくり返しになるだろう。

5類引き下げで終わらない日本に

「第八波」がピークアウトを始めた二〇二三年一月十八日、岸田首相は加藤厚労大臣らと協議し、四月から新型コロナウイルスの感染症法上の分類を現在の「2類相当」から「5類」へ引き下げる方針を固めたとの報道があった。マスク着用の〝目安〟についても緩和の検討を指示し、国民の受診控え（受診抑制ではなく）を抑止するため、公費負担は特例的に継続して段階的に廃止するという。

一月十九日付読売新聞ウェブ版は、政府は引き下げの根拠を、「第七波でコロナの致死率が低下し、（現在進行中の）第八波も感染者が減少傾向にあるからとしている」と速報したが、つい先日まで一日当たりの死者数は過去最高を更新したとして警戒を呼びかけていたことを考えれば、これはやや不可解な説明にも聞こえた。

正しくは、「ワクチンの普及と感染力が強く毒性の低いオミクロン株のまん延により集団免疫が強化され、重症者の増えにくい社会になったから」とすべきだったのだろうが、中には、感染者数を低い水準に抑えてきた日本の集団免疫はまだ不十分だとして5類引き下げに反対する専門家もおり、意見が割れていたという。

こうした混乱は、国や国の専門家の間でも、パンデミックは積極的に〝終わらせる〟ものではなく、いつかは〝終わる〟ものと捉える人がいることの証左とも受け取れた。

マスクの着用も「受診控え」も法律やシステムで国が強制したことではなく、あくまでも国民が自主的にしてきたことだから、その必要がなくなっても、国は解除の〝目安〟を示すことしかできなかった。

「コロナかもしれない」というだけで軽症者が発熱外来を受診し、医療をひっ迫したという事実は忘れたかのように、受診控えを抑止するために公費負担を続けるとされた。しかし、受診に自己負担があることが受診控えにつながるというのなら、他の疾患でも同じことだった。背景には、一部の専門家や病院関係者が、コロナ患者受け入れ病院に支払われていた助成金がなくなることや保険点数の加算がなくなることに反対していたという別の事情もあったようだが、国と国の専門家がデータや科学的根拠に基づいて政策を決めるのではなく、「空気を読んで何となく決める」という状況は続いていた。

もっとも、形式的な扱いが変わると、国民もそれに合わせた感じで行動を変えやすくなるといった面はある。そういった意味で、5類への引き下げは、国のポストコロナ社会への移行の意志を示す大きな一歩ではあった。しかしこれは、制限を課すにせよ解除するにせよ、明らかな非効率を引き起こしている現在の感染症法の枠組み自体は「変えない」という意志表示でもあった。

当初、「二〇二三年四月から」と発表された5類引き下げ時期は、三日もしないうちに「ゴールデンウィークを目途に」と後倒しになった。かねてから「黙食」と共に早く解除すべきとの声が多かった学校での子どものマスク着用については前倒しして三月にも解除するという案が出る一方、一般的なマスク着用緩和の目安については、一週間もしないうちに、屋内屋外を問わず「個人の判断に任せる」となった。一部報道によれば、「本来なら屋外に加えて、『屋内』も原則不要と打ち出したかったが、専門家や世論が想像以上に慎重だった」ことが理由だという。メディアも「マスクを外せば高齢者の死者は確実に増える」と断言する専門家のコメントを好んで取り上げる中、国はもちろんのこと国の専門家すら科学ではなく空気に基づいた判断を続けた。5類への移行は五月八日からという具体的な日付が正式に決まったのは、本書を書き終えようという四月二十七日だった。

つまり、国と国の専門家は自由の制限を導入する際にも解除する際にも積極的にリーダーシップは取らなかった。

新型コロナパンデミック下で日本人は、本当に自由を制限されることはなかった。ワクチンは打たなくてもよかったし、マスクも着けなくてもよかった。旅行も外食もしようと思えばできた。しかし、それと引き換えに、いくらワクチンを打っても、いくら重症者が増えにくくなっても、行動を自分で制限する生活をいつまでも終わりにできないという矛盾を経験した。

行動制限とは、会いたい人に会う、好きなところに行く、学校や職場ではマスクなしで互いの顔を見て過ごすといった、以前なら当たり前にできていた、誰にでも関係のあるすべての社会活動に対する制限を指す。強制されやれなくなったことも、要請され「自主的」にやらなくなったことも。

行動制限をしないと言うと、経済を優先させたとの批判が出る。行動制限をするというと、経済を犠牲にしているとの批判が出る。

だが、経済と新型コロナ対策はトレードオフではない。

自由を制限すると言うと、民主主義に反するとの批判が出る。

しかし、国民との合意の範囲と期間において国が行う自由の制限は、自由の制限される範囲と期間を縮めることができる。

自由の制限と民主主義も両立する。

この間、日本人一人ひとりは国の要請や推奨に従い、やれることはすべてやってきた。

だから、今度は国が仕事をする番だ。

5類引き下げで終わるのではなく、次のパンデミックが来る前に感染症法を抜本的に改正し、「国民の自由を制限する仕組みを作る」という苦しい仕事を。そして、その必要があると判断した場合には、国民の批判や反対を恐れずに、自由を守るために自由を制限するという仕事を。

他の先進各国より少し長い不自由な時間を耐え、ようやく元の自由な社会に戻ろうとしている日本には、きっとそれができるはずだ。

ポストコロナ社会への出口を積極的に模索するヨーロッパに暮らす中で、筆者にも不安な瞬間はたくさんあった。ワクチンはなく、一日にまだ数百人の死者が出ているのにロックダウンが解除された二〇二〇年五月のこと、仕事も学校もすべてがオンライン、食料品店以外にどこも行く場所のなかった二〇二一年冬のこと、医療機関と交通機関以外の屋内でもマスク着用義務が解除された二〇二二年五月のこと、飛行機でもマスクが要らなくなった二〇二二年秋のこと――。

それぞれのモメンタムを思い出すだけで胸をえぐられるような不安がよみがえってくる。どの対策を強化した時にも、緩和した時にも、数えきれないほどの批判が寄せられた。失敗と言わざるを得ない判断もあった。

しかし、面倒でも国民との間にいちいち約束を交わし、それを守っていくことが本来の意味での民主主義だ。そして、それが「国としての対策」というものだろう。

真夏の夜の夢 ――おわりに

ドイツの北にあるハンブルクに暮らしていちばん驚いたのは、夏の日が長いことだ。

シェークスピアの戯曲『真夏の夜の夢』は夏至祭の日に妖精パックが活躍する物語。夏至に向けて夜が浅く短くなり、人間たちが寝るのも惜しんで屋外を楽しみはじめると、ヨーロッパは妖精が本当に飛びかっているかのようなそわそわした雰囲気に包まれる。

ハンブルクでは夏至を祝う伝統はない。しかし、ハンブルクよりもっと長い昼の夏と、もっと長い夜の冬をもつ北欧では、夏至祭はクリスマスと並ぶ大きなお祭りで、大きな火を焚いて祝う。キリスト教と結びつき、現在では「聖ヨハネの日（Sankt Hans）」と呼ばれているが、その起源はアミニズム色の濃いケルト文化にたどることができる。

ハンブルクからデンマークの国境の村までは二時間半。パンデミックで二年の間中止となっていた夏至祭が再び開催されると聞き、飲み込まれそうなほどの青空の下、車を走らせた。

ところが――。宿泊先のオーナーから点火時間を一時間間違って教えられ、会場だという村外れの公園に着くと焚火はもう終わっていた。

シャベルで土をかけて火を消している男性に声をかけると、「六時から教区の牧師の挨拶が始まって、それが終わったら点火。火がついたら一気に燃え上がって三十分くらいで終わり。残念だったけ

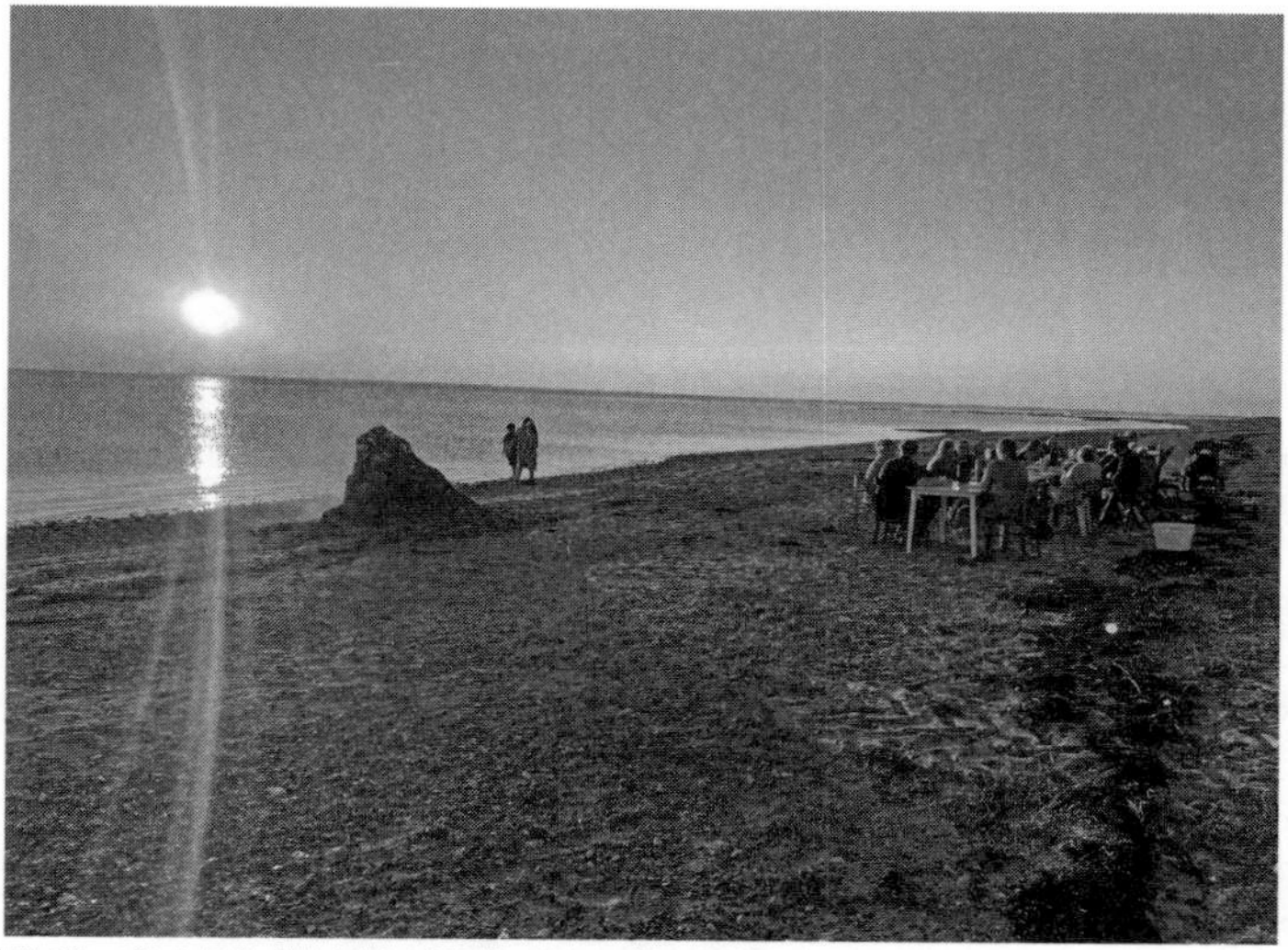
海岸でテーブルを広げ、焚火を楽しむ夏至祭のようす（筆者撮影）

ど、来年またおいで」と、言われた。
意気消沈して帰路につきかけたところで、ふと車を海の方に走らせてみることにした。いつか、デンマーク人と結婚しているドイツ人の友人が、「あの人たち（デンマーク人のこと）は夏至祭におかしいくらいの執着があって、どこの野原でも海岸でも火を焚くのよ」と、笑っていたのを思い出したからだ。

海岸に近い道路をしばらく走ってみたが、道路から海岸までは延々と草原が広がっていて海岸の様子は見えない。

引き返して帰ろうと思ったそのとき、草原の向こうに白い煙が上がっているのが見えた。草原には海岸の方に向かう細い砂利道が続いていた。

そこを入っていくと、海岸には赤くくすぶった焚火があり、二十人くらいの人が長いプラスチック製のテーブルを囲んでいた。

その様子は映画の一シーンのように美しく、親族の集まりか何かのようにあまりにも内輪の雰囲気だったので、気後れしたわたしは小さく「ハロウ」と言って横を通り過ぎた。そして、海岸を歩きながら、遠巻きに眺めたりこっそり写真を撮ったりした。

ところが、さいしょに訪れた集落で終わっていた焚火とは違って、こちらの焚火はいつまでも燃え尽きる様子がない。

思い切って焚火のところまで戻り、「何を燃やしているんですか?」と英語で尋ねると、三、四人が顔を見合わせてざわざわっと話した後、ひとりが言った。

「藁(straw)よ!」

白髪のきれいな年配の女性だった。

さいしょの集落では木だったが、この集落では圧縮させた藁を焚いていた。だから、一気に燃え尽きるのではなく、いつまでもくすぶっているのだ。

「もっと大きな火だったんですよね」とドイツ語で尋ねると、「ええ、今の三倍くらいはあったわね」と、ドイツ語で返事が返ってきた。

すると、テーブルの向こう側からもうひとりの年配の女性がやってきて言った。

「ソーダはいかが? よかったら苺のケーキも」

今度は英語で。ソフトドリンクでもジュースでもコーラでもなく、炭酸飲料を意味する「ソーダ」という英語が耳にやわらかく響いた。

この辺りは歴史的にもドイツ領だったりデンマーク領だったりをくりかえしてきた。だから、昔から、そして今でも学校でドイツ語を教わるのだそうだ。

「皆さん、何をして暮らしていらっしゃるんですか?」

何年経ってもうまくならないドイツ語で尋ねると、「そうねえ、工事の仕事とかインターネットの仕事とか。あとはわたしたちみたいな年金生活者かしら」と、ひとりが言った。

テーブルを見まわすと若い人は数えるほどしかおらず、あとは高齢者、ほとんどが女性だった。車椅子に座ったままテーブルについている九〇歳以上と思われる人も何人かいた。

わたしは、ハンブルクからわざわざここまできたこと、それなのに別の集落ではもう焚火は終わっていたことなどをまた下手なドイツ語で伝えた。

すると、それを聞いていた別の女性がうなずきながらこう言った。

「こんな夏至祭はめったにないのよ」

夏至の日が毎年こんなにお天気だとは限らない。雨が降ったり風が強かったりすれば、火も焚けないし、海岸でテーブルを囲むこともできない。空に太陽を遮るものはなく、風は草原ではなく海の方に吹いている今年の夏至祭は、ほんとうに特別なのだ、と。

二〇二二年六月二十三日二十二時十分。

焚火の向こうの海のさらに向こうに、大きく赤くなった太陽が低く浮かんでいた。夜風が少し冷たくなってきて、車椅子を押してもらって帰っていくお年寄りも出てきた。

「明日からまた日が短くなっていくわね」

誰かが言った。

夏至祭は今年できたからといって来年もできるとは限らない。今年集った人がまた来年も集うとも限らない。パンデミックも起きれば、戦争だって起きる。夏至祭は、一年でいちばん高いところまで登りきった太陽に地上のかなたから火を捧げ、地球は回っていること、時はいつも同じ歩幅で進んでいることを確認し、過ぎていく夏を惜しむための祝祭なのだ。

夏至祭の翌日、窓ガラスを滝のように伝って外が見えないほどの激しい雨が降った。そして、夏至祭の翌々日、焚火を見た海岸に行ってみると海鳥やアザラシの死骸がたくさん打ち上がっていた。

一日でも、一秒でも、この世に同じであり続けるものはない。北海からユトランド半島に寄せる波も風も、日の沈まない夏至祭の夜、海に沈む太陽をいっしょに見送った人たちも、わたし自身も。

主要参考文献

・ジョー・ミラー、ウール・シャヒン、エズレム・テュレジ（著）石井健（監修）柴田さとみほか（訳）『mRNAワクチンの衝撃』早川書房、二〇二二
・エド・レジス（著）山内一也（監修）柴田京子（訳）『悪魔の生物学』河出書房新社、二〇〇一
・ルース・ベネディクト（著）越智敏之ほか（訳）『菊と刀』平凡社ライブラリー、二〇一三
・杉山章子（訳・解説）『公衆衛生　GHQ日本占領史22』日本図書センター、一九九六
・デビッド・E・ホフマン（著）平賀秀明（訳）『死神の報復』白水社、二〇一六
・手塚洋輔（著）『戦後行政の構造とディレンマ』藤原書店、二〇一〇
・中平健吉（編）『東京予防接種禍訴訟』信山社、二〇〇五
・ケン・アリベック（著）山本光伸（訳）『バイオハザード』二見書房、一九九九
・ジョン・ダワー（著）三浦陽一ほか（訳）『敗北を抱きしめて（上・下）』岩波書店、二〇〇一
・ポール・オフィット（著）ナカイサヤカ（訳）『反ワクチン運動の真実』地人書館、二〇一八
・経済産業省「伊藤レポート2・0バイオメディカル産業版」二〇一九
・瀧澤利行「近代日本における社会衛生学の展開とその特質」日本医史学雑誌第四十巻第二号、一九九四（http://jsmh.umin.jp/journal/40-2/111-132.pdf）
・全米科学アカデミー「フィンク・レポート」二〇〇四
・George Rosen et.al, "*A History of Public Health*", John Hopkins Uuniversity Press, 2015.

・Brendan Borrell, "*The First Shots: The Epic Rivalries and Heroic Science Behind the Race to the Coronavirus Vaccine*", Mariner Books, 2021.（はじめての接種：コロナワクチン競争における壮絶なライバル関係と英雄的サイエンス。邦訳なし）

・Christian Voigt et al, "*Bats in the Anthropocene: Conservation of Bats in a Changing World*", Springer Open, 2016.（クリスティアン・フォイクトほか（編著）『人新世のコウモリ：変わりゆく世界におけるコウモリの保護』、スプリンガー、二〇一六。邦訳なし。https://link.springer.com/book/10.1007/978-3-319-25220-9）

・古川勝三「台湾を変えた日本人シリーズ：検疫の手腕で台湾を「健康体」へ導いた後藤新平」ニッポンドットコム（https://www.nippon.com/ja/japan-topics/g01145/）

・「バイオテロリズムに関する２つの話題：ＣＤＣ勧告と新刊書「最後の審判の生物学」（https://www.jsvetsci.jp/05_byouki/prion/pf98.html）

・「生物兵器としての遺伝子組換えウイルス」（https://www.jsvetsci.jp/05_byouki/prion/pf113.htm）

（以上二つは山内一也「連続講座　人獣共通感染症」公益社団法人日本獣医学会ウェブサイト）

・奥州市立後藤新平記念館ウェブサイト（https://www.city.oshu.iwate.jp/site/Shinpei/）

・Nicholas Wade, "*The origin of COVID: Did people or nature open Pandora's box at Wuhan?*", May 5, 2021, Bulletin of the Atomic Scientists.（https://thebulletin.org/2021/05/the-origin-of-covid-did-people-or-nature-open-pandoras-box-at-wuhan/）

村中璃子（むらなかりこ）

医師・ジャーナリスト。同志社大学大学院生命医科学研究科客員教授、京都大学大学院医学研究科非常勤講師。一橋大学社会学部卒、同大大学院社会学研究科修了後、北海道大学医学部を卒業。ＷＨＯ西太平洋地域事務局では新興・再興感染症のサーベイランスおよびパンデミック対策に、独ベルンハルト・ノホト熱帯医学研究所研究員としては新型コロナワクチンの治験に携わる。新型コロナパンデミック下ではＷＨＯのコミュニケーション・コンサルタントを務めた。二〇一七年、子宮頸がんワクチンに関する一連の著作活動により、科学誌「ネイチャー」等が主催するジョン・マドックス賞を受賞。

パンデミックを終《お》わりにするための
新《あたら》しい自《じ》由《ゆう》論《ろん》

2023年5月30日　第1刷発行

著　者　村《むら》中《なか》璃《り》子《こ》
発行者　大松芳男
発行所　株式会社　文藝春秋
〒102―8008 東京都千代田区紀尾井町三―二三
☎〇三―三二六五―一二一一（代表）
印刷所　萩原印刷
製本所　萩原印刷

定価はカバーに表示してあります。
万一、落丁・乱丁の場合は小社製作部宛お送り下さい。
送料小社負担でお取替え致します。

©Riko Muranaka 2023
Printed in Japan
ISBN 978-4-16-391699-6

本書の無断複写は著作権法上での例外を除き禁じられています。
また、私的使用以外のいかなる電子的複製行為も一切認められておりません。